HYGIÈNE ET GYMNASTIQUE

DES

ORGANES DE LA VOIX

PARLÉE ET CHANTÉE

ANALYSE DES DIVERS MOYENS GYMNASTIQUES ET MÉDICAUX
PROPRES A DÉVELOPPER
LA VOIX ET A COMBATTRE SES ALTÉRATIONS

HISTOIRE DE LA MUSIQUE

CHEZ LES PEUPLES ANCIENS ET MODERNES

RÉSUMÉ HISTORIQUE

De la MIMIQUE et des divers genres de Danses

DEPUIS L'ANTIQUITÉ JUSQU'A NOS JOURS

PAR

A. DEBAY

NOUVELLE ÉDITION

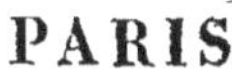

PARIS

E. DENTU, LIBRAIRE-ÉDITEUR

PALAIS-ROYAL, 13, GALERIE D'ORLÉANS.

HYGIÈNE ET GYMNASTIQUE

DES

ORGANES DE LA VOIX

PARLÉE ET CHANTÉE

PARIS

IMPRIMERIE DE L. TINTERLIN ET Cᵉ

RUE NEUVE-DES-BONS-ENFANTS, 8.

HYGIÈNE ET GYMNASTIQUE

DES

ORGANES DE LA VOIX

PARLÉE ET CHANTÉE

ANALYSE DES DIVERS MOYENS GYMNASTIQUES ET MÉDICAUX
PROPRES A DÉVELOPPER
LA VOIX ET A COMBATTRE SES ALTÉRATIONS

HISTOIRE DE LA MUSIQUE

CHEZ LES PEUPLES ANCIENS ET MODERNES

RÉSUMÉ HISTORIQUE

De la MIMIQUE et des divers genres de Danses

DEPUIS L'ANTIQUITÉ JUSQU'A NOS JOURS

PAR

A. DEBAY

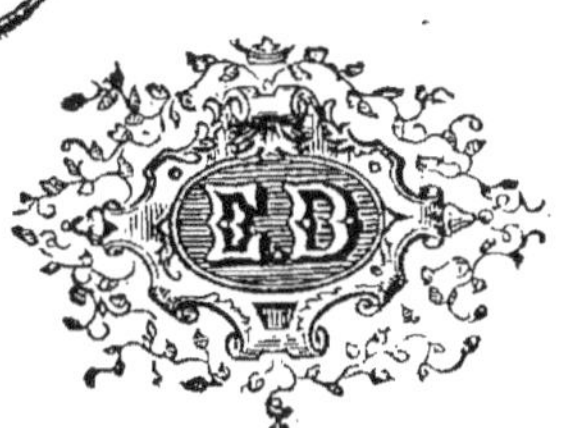

PARIS

E. DENTU, LIBRAIRE-ÉDITEUR

PALAIS-ROYAL, 13, GALERIE D'ORLÉANS

1861

HYGIÈNE ET GYMNASTIQUE

DES

ORGANES DE LA VOIX

————— ❦ —————

CHAPITRE PREMIER

SECTION PREMIÈRE.

DE LA VOIX EN GÉNÉRAL.

La voix, φωνή des Grecs, *vox* des Latins, peut être définie : la vibration sonore produite par l'air chassé du poumon à travers la *glotte* et s'écoulant par le canal *pharyngo-buccal*.

La voix se distingue en voix *parlée* et voix *chantée*.

— La *parole* se compose de l'articulation des lettres et de la prononciation des mots d'une langue, par les mouvements combinés du larynx, de la langue et des lèvres.

— Le *chant*, selon le physiologiste, est l'émission de sons variés et modulés, au moyen du jeu des différentes pièces de l'appareil vocal; selon le musicien, c'est la faculté de parcourir avec la voix toutes les notes des diverses échelles musicales (1).

Pour bien se rendre compte du merveilleux instrument de la voix humaine, il est nécessaire d'en étudier l'anatomie et la physiologie, c'est-à-dire la structure et le mécanisme fonctionnel des diverses pièces qui le composent; il est également indispensable à ceux qui désirent pratiquer cet instrument et en connaître les ressources, de s'instruire aux leçons de professeurs éclairés de gymnastique vocale; car eux seuls peuvent en aplanir les difficultés et en développer les richesses.

ANATOMIE, PHYSIOLOGIE.

ÉNUMÉRATION ET DESCRIPTION SOMMAIRE DES ORGANES DE LA VOIX, DANS L'ESPÈCE HUMAINE.

L'appareil vocal ou phonateur se compose de quatre parties distinctes :

(1) Parmi les physiologistes et physiciens qui se sont occupés de la phonation chez l'homme et les animaux, on cite Dodart, Ferrein, Herrissant, Vogel, Roger, Haller, Cuvier, Dutrochet, Biot, Despinay, Savart, Mayer, Malgaigne, Müller, Cagnard-Latour, Bennati, Second, Weber, Diday et Pétrequin, Longet et Masson. — Mais les belles expériences de Savart et ses admirables travaux restent encore comme les plus complets. C'est à ce savant qu'on doit la découverte de cette loi : l'air et les liquides produisent, dans leur écoulement, des phénomènes absolument semblables et obéissant aux mêmes lois.

1° Les *poumons*, faisant office de soufflet ;

2° La *trachée,* remplissant le rôle de porte-vent ;

3° Le *larynx*, constituant la *glotte* où se produit la voix ;

4° Le *tuyau vocal*, formé par le *pharynx* et la bouche, d'où sort le son.

Le *poumon* est un organe double, essentiellement spongieux, qui remplit la cavité de la poitrine. Le poumon droit présente trois lobes ; le gauche, deux seulement. Le tissu pulmonaire se compose , en grande partie, d'une quantité considérable de ramifications bronchiques qui, arrivées à l'état de capillaires, se terminent par de petites vésicules aériennes. Un poumon débarrassé de son tissu nerveux et vasculaire, par la dissection, de manière que les ramifications bronchiques aient été seules conservées, ressemble beaucoup à une branche d'arbre donnant naissance à une infinité de ramuscules.

La *trachée* est un tube de cent trente à cent cinquante millimètres de longueur, composé de dix-huit à vingt petits cerceaux cartilagineux, tronqués postérieurement où ils sont complétés par une membrane fibreuse. La trachée monte verticalement, en avant de la colonne vertébrale, pour s'adapter au larynx ; sa partie inférieure se bifurque en deux tubes qui entrent dans les poumons droit et gauche, où ils se divisent en ramifications bronchiques innombrables. Ces ramifications, entièrement cartilagineuses, constituent le parenchyme des poumons.

Le *larynx* est une espèce de boîte cartilagineuse qui coiffe, pour ainsi dire, la trachée. Son ouverture supérieure ou *pharyngienne* s'ouvre dans la bouche ; l'ouverture inférieure ou *trachéale* communique avec la trachée.

Le nom de *glotte* a été donné à l'ouverture supérieure du larynx ; cette ouverture, au moyen de plusieurs petits muscles, est susceptible de s'élargir, de se rétrécir et même de se fermer complétement ; c'est dans la glotte que se passe le phénomène des sons.

Composition du larynx. — Le larynx est un organe complexe composé de cartilages, de plusieurs muscles, de deux ventricules, des cordes vocales supérieures et inférieures, de membranes, de vaisseaux et de nerfs.

FIGURE 1.

Larynx vu de profil, préparé pour donner au lecteur une idée de la structure de cet organe :

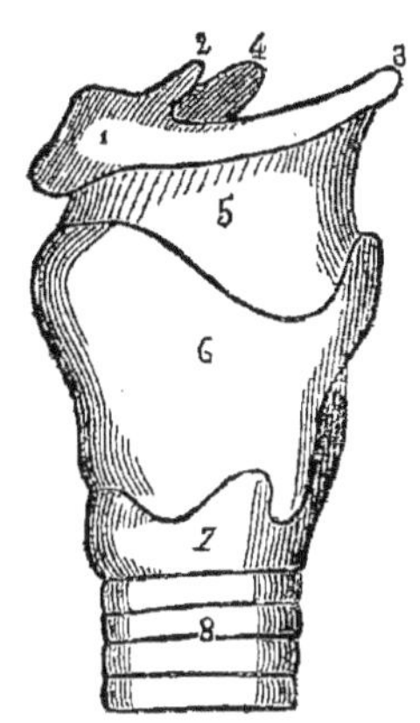

1. Os hyoïde.
2-4. Petites cornes du même os.
3. Grandes cornes.
5. Ligament thyro-hyoïdien.
6. Cartilage thyroïde.
7. Cartilage cricoïde.
Les cartilages sont au nombre de cinq :

1° Le *cricoïde*, ainsi nommé à cause de sa ressemblance avec un anneau.

2° et 3° Les *aryténoïdes*, ayant la forme d'un en-
tonnoir et servant de point d'attache aux cordes

vocales. Ces cartilages forment la pièce la plus essentielle de l'appareil phonateur.

4° Le *thyroïde*, ressemblant à un bouclier; c'est le plus considérable de tous; il forme chez l'homme ce qu'on appelle vulgairement la *pomme d'Adam*.

5° L'*épiglotte*, cartilage plus flexible que les autres, s'abaissant sur la glotte au moment du passage des aliments dans le pharynx, et se relevant ensuite par sa propre élasticité. Dans la production des sons aigus, l'*épiglotte* sert à compléter l'occlusion de l'isthme du gosier et concourt à l'expulsion de l'air par les fosses nasales; elle participe aussi au mouvement vibratoire de l'air et peut contribuer au timbre de la voix.

Les muscles du larynx se divisent en plusieurs groupes, auxquels on a donné le nom de *muscles élévateurs*, *abaisseurs*, *constricteurs*, *tenseurs*. *détenseurs*, *dilatateurs*. Ces noms déterminent leur propriété, c'est-à-dire leur mode d'action.

Larynx préparé pour démontrer les cordes vocales dans leur état de tension :

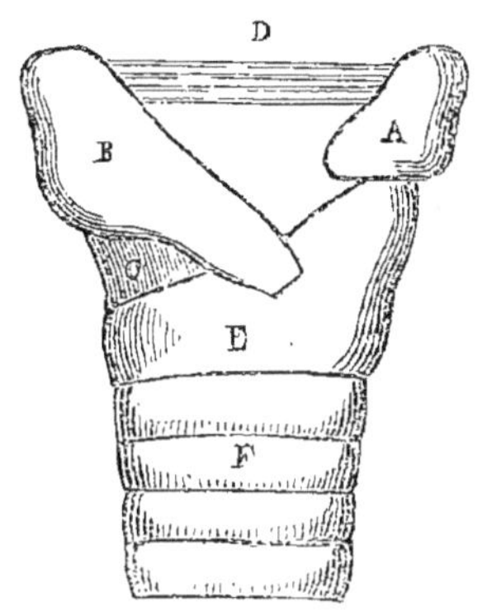

A. Reste du cartilage aryténoïde.

B. Reste du cartilage thyroïde dont la plus
grande partie a été enlevée.

C. Ligaments ou cordes vocales.

D. Membrane interne du larynx.

E. Cartilage cricoïde.

F. Premiers anneaux de la trachée artère.

Cordes vocales. — Elles se distinguent en cordes
supérieures et cordes inférieures. Ces cordes sont
formées par de petits ligaments élastiques essentiellement sonores, qui s'attachent aux parois des cartilages aryténoïdes. Leur tissu diffère de tous les

autres tissus, non-seulement par la couleur et la composition chimique, mais encore par la disposition des fibres. — La longueur moyenne des cordes vocales, chez l'homme, est, pendant le repos, de 18 1/4 millimètres; chez la femme, de 12 2/3. Ces cordes ou ligaments offrent, au maximum de leur tension, chez l'homme, 23 1/6 millimètres; chez la femme, 15 1/3.

Aux cordes vocales seules ne se borne pas le tissu élastique et sonore; les ligaments qui attachent les différentes pièces du larynx, ainsi que les fibres longitudinales de la membrane qui revêt les bronches et la trachée, sont également formés d'un tissu élastique, de telle sorte que toutes les parties de la glotte sont susceptibles de vibrations et de résonnance.

Les expériences de quelques physiologistes tendraient à établir que les cordes supérieures n'ont point la même importance que les cordes inférieures, dans la production des sons de poitrine et de tête : la section de ces cordes n'entraîne pas la perte entière de la voix, tandis que la section des cordes inférieures amène toujours l'aphonie complète.

Membranes. — Outre la membrane muqueuse qui tapisse l'intérieur du larynx, il existe une autre membrane à tissu élastique, servant à revêtir les ventricules, et concourant à la formation des cordes vocales.

Le *nerf laryngé* joue un grand rôle dans la phonation ; si l'on coupe, chez un chien, les filets de ce nerf qui vont animer les muscles tenseurs et constricteurs, aussitôt les cordes se relâchent et la voix devient rauque ; mais, si l'on remplace l'action des muscles en rapprochant les cartilages à l'aide d'une pince, la voix se fait entendre de nouveau dans sa pureté naturelle.

Les *ventricules du larynx*, aussi dénommés ventricules de Morgagni, semblent n'avoir d'autre usage que celui de donner de l'espace aux cordes vocales et de leur permettre de vibrer en liberté.

La bouche et l'arrière-bouche ne sont point indispensables à la production du son ; l'air que renferme leurs cavités renforce le son, de même que cela se passe dans la caisse des instruments de musique, conformément à ce principe de physique : tout corps mis en communication avec un corps sonore, entre en vibration et renforce le son sans changer le ton.

La description des différentes pièces de l'instrument vocal que nous venons de faire prouve que cet instrument est complet et qu'on n'y saurait rien ajouter : les soufflets, les réservoirs de l'air, les conduits, le tuyau, l'embouchure où se produit le son et les divers mouvements qui le massent, le modifient, composent un tout admirable.

Partie du larynx où se produit le son. — Les observations recueillies sur l'homme vivant et les expériences faites sur des larynx d'hommes et d'animaux morts, démontrent positivement que le phénomène du son se passe dans la glotte même, ni au-dessus ni au-dessous. Lorsqu'on fait une ouverture à la trachée d'un animal vivant, la voix cesse aussitôt et revient dès qu'on bouche cette ouverture. Si l'on pratique une ouverture au-dessus du larynx, le son a lieu comme avant; mais, au lieu de sortir par la bouche, il sort en grande partie par l'ouverture.

Comment se produit le son. — Nous traiterons cette question dans tous ses détails au chapitre IV; ici, nous nous bornerons à dire que le poumon sert de soufflet, la trachée de porte-vent et les cordes vocales représentent des anches membraneuses. Ces cordes, tendues par de petits muscles, sont mises en vibration par le courant d'air sorti du poumon, et ces vibrations varient du grave à l'aigu, selon que la glotte se dilate ou se resserre, que les cordes se tendent ou se relâchent.

Force ou puissance de la voix. — La dimension et l'élasticité des cordes vocales, un ample développement de la glotte, du conduit oral et des cavités de retentissement, la résonnance des membranes qui les tapissent, une large poitrine, des poumons vigoureux dans leurs mouvements d'inspiration et d'expiration, sont les conditions d'une voix forte; car, ainsi que nous l'avons dit, les poumons sont au larynx ce qu'un soufflet est au tuyau d'orgue. Au contraire, l'étroitesse de la poitrine, les engorgements, les tubercules du poumon et toutes les affections chroniques de cet organe, rendent la voix faible. En général, tous les agents qui peuvent altérer les muqueuses bronchiques et laryngo-buccales, portent une fâcheuse atteinte à la force et à la sonorité de la voix. Le silence absolu trop longtemps prolongé, débilite les organes respiratoires et exerce, par conséquent, une influence très-sensible sur le timbre et les qualités de la voix.

TIMBRE DE LA VOIX.

On entend par ce mot le caractère propre, la nature essentielle du son vocal. Chaque individu a son timbre de voix. Cependant l'homme peut, jusqu'à un certain point, imiter le timbre de ses semblables ; c'est ce qui arrive lorsqu'un individu veut en singer un autre.

D'après les physiologistes les plus experts, le timbre de la voix dépend de certaines conditions générales de l'organisme, et de la vibration spéciale de toutes les pièces de l'appareil vocal ; c'est-à-dire de la forme et de la composition des voies aériennes, ainsi que des membranes et de leur résonnance ; de la capacité de la glotte, du degré de longueur et de largeur du larynx, des sinus frontaux et maxillaires, des cavités nasales et du mode spécial de cohérence des cordes vocales ; enfin , c'est de l'action isolée ou combinée du larynx, du pharynx, du tuyau buccal, du voile du palais et des fosses nasales, pendant l'émission du son, que résultent les variétés de timbre dans l'espèce humaine.

Le timbre de la voix, dans l'échelle zoologique, sert à distinguer les espèces et le sexe. Le timbre de l'homme diffère de celui de la femme. Le chien, le cheval, le taureau, etc., ont un timbre qui leur est propre ; il suffit d'entendre le cri des divers animaux pour deviner le genre auquel ils appartiennent.

Il existe des rapports intimes entre l'appareil vocal et les organes génitaux : le timbre est grêle, aigre, perçant, depuis l'enfance jusqu'à la puberté, à cause du peu de longueur des cordes vocales, de l'étroitesse de la glotte et du développement incomplet des cavités nasales.

La puberté augmente en tous sens le diamètre de ces parties ; alors la voix devient rauque, enrouée ; c'est l'époque de la *mue*, pendant laquelle on doit défendre l'exercice du chant, qui pourrait provoquer d'assez graves accidents. Après la puberté, l'influence génitale existe toujours ; l'abus des plaisirs amoureux altère le timbre et peut entraîner la perte de la voix : c'est ce que nous aurons occasion de démontrer physiologiquement au chapitre de cet ouvrage traitant de l'hygiène générale.

Dans plusieurs contrées, l'homme n'a pas craint de porter un fer criminel sur de jeunes sujets, afin de prévenir chez eux la puberté. La castration, à cet âge, arrête le développement du larynx et la voix conserve toujours les sons grêles et flûtés de l'adolescence. Pendant longtemps l'usage exista en Italie de mutiler un certain nombre d'enfants mâles; on a porté ce nombre à quatre mille! ce qui nous paraît exagéré. Les femmes ne pouvant faire partie des chanteurs employés dans les églises, le but de ces mutilations était de leur fournir des voix de soprano. Les théâtres aussi et même les seigneurs avaient leurs castrats; ce ne fut qu'au dix-huitième siècle que le pape Clément XIV abolit cet usage immoral et barbare.

Après la puberté et à mesure qu'on s'avance dans l'âge viril, le timbre se développe, devient mâle et sonore. Chez le vieillard, le timbre perd sa pureté, la voix se couvre, la parole sort lente, cassée, chevrotante, à cause de l'altération que subissent les deux systèmes génital et vocal.

Le timbre de la femme est clair, velouté, suave; celui de l'homme est moins doux, mais plus plein, plus retentissant; le premier a quelque chose de tendre, de voluptueux; le second, plus énergique, semble fait pour le commandement.

Les tempéraments établissent aussi des différences dans le timbre de la voix : en général, l'homme sanguin, à large poitrine, possède une voix mâle et forte ; celle du bilieux est passionnée, stridente, métallique ; le lymphatique la traîne mollement, quelquefois avec une nonchalance qui a ses charmes ; chez le mélancolique on trouve des modulations plaintives, une accentuation douce et langoureuse ; dans le timbre de l'atrabilaire, il y a quelque chose de sombre et de sépulcral.

Comme il existe assez généralement une relation intime entre le timbre et les langues parlées, on a dit que l'Arabe et l'Allemand se reconnaissaient à leur timbre guttural ; — le Français à son timbre clair ; l'Italien et l'Espagnol, à leur timbre sombre. La raison de ces faits serait que les langues arabe et allemande abondent en articulations gutturales ; les langues italienne et espagnole fourmillent de mots qui ne peuvent bien se prononcer qu'avec la voix sombrée ; la langue française renferme une grande quantité de mots où se trouvent les articulations i et u, qui exigent le timbre clair. La diphthongue ou, si fréquente dans les langues italienne et espagnole, nécessite le développement complet du tuyau vocal. D'après Kœmpelen, si la longueur du canal oral est de un dans la prononciation de la voyelle i, elle monte à cinq pour l'articulation de la diphthongue ou

L'éducation que l'homme reçoit et ses différentes évolutions dans l'ordre social impriment aussi leur cachet sur son timbre vocal. — Les artisans, paysans, marins, etc., habitués à parler fortement et brusquement, ont le timbre sec, dur et bruyant, tandis que celui du citadin oisif est doux, peu élevé; il annonce quelque chose de prétentieux, de maniéré et parfois de ridicule. On a avancé que l'être difficile et brutal avait un timbre dur, aigre ou glapissant, tandis qu'il était harmonieux, tendre et flatteur chez l'individu d'un caractère opposé. Quelques observateurs ont même prétendu que les personnes affligées d'une voix et d'un timbre faux avaient rarement le jugement juste.

SECTION II

DE LA VOIX HUMAINE AUX DIFFÉRENTS AGES DE LA VIE.

A peine sorti du sein de sa mère, l'enfant pousse des cris aigus auxquels on a donné le nom de *vagissements*. Ces cris sont le premier signe d'une existence qui commence. La nature a doté l'enfant, si faible sous tous les rapports, de la faculté de crier fortement et longtemps, soit pour annoncer ses besoins, soit pour appeler sa nourrice qui s'est un instant éloignée de lui. Aussi use-t-il largement de cette faculté pendant les premiers mois qui suivent sa naissance. — Plus tard, lorsqu'il apprend à par-

ler, ses cris changent de nature et deviennent moins
fréquents. Son avidité à répéter les mots qu'on lui
apprend, à se familiariser avec les objets qui l'en-
tourent, à appeler les personnes qu'il aime, apporte des modifications à l'acuité de sa voix. Enfin,
vers l'âge de puberté, la voix de l'adolescent *mue* et
revêt, en quelques mois, le caractère viril qui se
conserve jusqu'à la vieillesse, c'est-à-dire pendant
toute la période de sa puissance reproductive.

DE LA VOIX SELON LES SEXES. — La voix de
l'homme se distingue de celle de la femme par la
gravité du son, par le timbre et le volume. — La
femme est douée d'une voix plus douce et plus flexible, d'un timbre plus flatteur ; elle dépasse celle de
l'homme en étendue, et les notes graves qui lui
manquent sont très-amplement remplacées par des
notes élevées. La nature semble avoir doté la voix
des femmes de ces qualités pour mieux captiver
l'homme, adoucir la rudesse de ses mœurs, le rete-
nir près d'elle et lui inspirer l'amour.

SELON LES CLIMATS. — La voix humaine est plus
ou moins sonore, plus ou moins sourde selon les climats, c'est-à-dire selon les peuples qui les habitent.
C'est à la langue parlée qu'il faut attribuer la cause
de ces différences. Ainsi, les peuples dont la langue
est embarrassée de nombreuses consonnes, émettent
des sons rudes, gutturaux, beaucoup moins clairs

et sonores que les peuples parlant une langue riche en voyelles.

DE LA VOIX EN ÉTAT DE SANTÉ. — Lorsque le corps entier et particulièrement les organes vocaux jouissent de la santé physiologique, la voix humaine peut s'étendre, au maximum, à un quart de lieue de rayon; mais cette force varie selon les individus, la topographie de lieux et le degré de température. — En santé, la voix parcourt en général une octave et demie.

Le timbre vocal peut être clair, voilé, même enroué, sans que cette altération expose le sujet à aucun danger; mais, lorsqu'une personne bien portante en apparence ne peut se faire entendre qu'à une très-petite distance, lorsqu'elle ne peut parler, pendant vingt-cinq à trente minutes, sans être fatiguée, sans que sa voix s'assourdisse et se voile, alors évidemment il y a faiblesse ou maladie des organes vocaux.

DE LA VOIX DANS LES MALADIES. — Le timbre de la voix s'altère dans toutes les inflammations du larynx, de la glotte, du voile du palais et de l'arrière-bouche; — il devient rauque et désagréable dans les ulcérations de la membrane qui tapisse le larynx. — L'inflammation et l'ulcération des amygdales en s'opposant à la libre émission du son par la bouche, le rend nasillard. L'épuisement nerveux diminue la force et l'étendue de la voix. Quelques-unes de ces maladies, de même que la paralysie des muscles du larynx, peuvent entraîner la perte plus ou moins complète de la voix. Dans tous les cas, elles altèrent toujours sa sonorité, sa flexibilité, sa douceur. Il est donc du plus grand intérêt pour le chanteur d'éviter les causes éloignées ou prochaines qui développent ces maladies.

SECTION III.

DE LA VOIX CHEZ LES ANIMAUX.

Dans la série animale, il n'y a que les mammifères, les oiseaux et quelques reptiles qui soient doués des organes vocaux ou appareil phonateur; mais cet appareil est diversement construit chez les divers animaux : les mammifères les plus rapprochés de l'homme, les orang-outangs, par exemple, possèdent un larynx presque semblable au nôtre; la seule différence est dans un trou percé entre le cartilage *thyroïde* et l'os *hyoïde;* l'air sortant du larynx passe par ce trou et s'engouffre dans deux sacs membraneux (sacs laryngés) situés de chaque côté de la glotte. — Les singes nommés *hurleurs* sont munis d'une large *caisse hyoïde* communiquant au larynx et imprimant à l'air expiré une vibration très-puissante. Au rapport de plusieurs voyageurs, la voix effroyable des singes hurleurs s'entend à plus d'une lieue de distance.

Cette conformation de l'appareil phonateur est peut-être la cause qui prive les singes de la faculté de parler; car, lorsqu'ils veulent émettre des sons, la plus grande partie de l'air expiré s'engouffre dans les sacs laryngés, d'où il résulte un cri rauque, perçant, monotone. Il serait très-intéressant d'expérimenter si, en pratiquant sur ces singes une opération chirurgicale propre à fermer le trou qui du larynx communique aux sacs membraneux, on parviendrait à leur faire articuler des mots.

Les oiseaux possèdent deux larynx, l'un supérieur, l'autre inférieur et trois glottes successives. Ce mécanisme offre quelque analogie avec celui de la flûte, d'où résulte cette faculté, particulière à quelques oiseaux chanteurs, de moduler des sons que l'homme n'imite que très-imparfaitement.— Les oiseaux à long col ont une trachée formée de plusieurs anneaux entiers; une membrane fortement tendue sur le premier anneau constitue ce que les zoologistes nomment le tambour. Leur larynx, entièrement osseux, ne leur permet qu'un seul cri d'une raucité et d'une monotonie fort désagréables : tels sont le paon, l'oie, le canard, le vautour, etc.

Aucun des animaux vivants ne possède des cordes vocales semblables à celles de l'homme. Chez les uns, elles sont plus grêles, plus courtes et moins marquées; chez les autres, elles sont plus épaisses, plus rapprochées et presques confondues. Les êtres moins avancés dans la série animale en offrent à peine les premiers rudiments. Les reptiles, dont les cordes vocales sont membraneuses, ne peuvent effectuer qu'un sifflement. Chez les êtres privés de l'organe pulmonaire, l'appareil vocal n'existe point : un orgue sans soufflet serait complétement muet. Les poissons, hormis quelques-uns, et les nombreuses familles d'insectes étant dépourvus de poumons, ne font entendre qu'un bruit produit par une membrane appelée *vibrateur;* la cigale, le grillon, etc. sont dans ce cas.

Chez la cigale chanteuse, l'appareil qui produit le son est une *timbale* ou membrane sèche. Deux muscles servent cette timbale; l'un en opère la tension et l'autre le relâchement. C'est de la rapide alternative de ces deux mouvements de tension et de relâchement que naît le grincement si connu de la cigale.

Le bruit que produisent quelques insectes est dû à des ébranlements musculaires ou au frottement de certaines parties de leur corps. Ce bruit se nomme *stridulation.* Dans la famille des araignées, on en rencontre qui produisent un bruit régulier semblable au tic-tac d'une montre. La superstition a nommé ce bruit *l'horloge de la mort.*

Le bourdonnement que les *dyptères et hyménop-
tères* font entendre, résulte des vibrations de l'air qui
est frappé par les rapides battements de leurs
ailes.

CHAPITRE II

SECTION PREMIÈRE

VOIX PARLÉE. — PAROLE.

La parole est la voix articulée au moyen des lèvres, de la langue ou du voile palatin. La parole n'a lieu qu'à partir de l'arrière-bouche ; le voile du palais forme la limite des deux phénomènes de la phonation : la voix *chantée* et la voix *parlée*.

Les éléments de toute langue sont composés de deux ordres de signes, les *voyelles* et les *consonnes* qui, diversement combinées entre elles, produisent toutes les modifications phoniques du langage.

Notre langue possède cinq voyelles radicales : *a — e — i — o — u*. Les cinq analogues *à — é — î — ô — ù* qui s'y rattachent, pourraient être comparées aux demi-tons de l'échelle musicale ; les cinq nasales : *an — en — in — on — un* ne sont que le résultat de la combinaison.

Les voyelles peuvent être définies : des sons variés produits par les vibrations de la glotte, et traversant librement la cavité de la bouche, sans éprouver aucune déviation. — Les différences de son qui existent entre les voyelles, dépendent de la dilatation et du resserrement de la glotte ainsi que du passage, plus ou moins large, que la langue et les lèvres laissent au son. Les voyelles sont donc formées par de simples modifications *glotto-buccales*, tandis que les consonnes ont besoin du concours de la langue, des dents et des lèvres.

a. — Pour former cette voyelle, le son passe directement sur la langue étendue, la bouche étant ouverte.

e. — Les mâchoires sont plus rapprochées que dans l'émission *a*, et le diamètre du passage est un peu diminué.

i. — Le milieu de la langue se rapproche du palais ; la pointe s'abaisse et s'élargit jusqu'à toucher, de ses bords, l'arcade dentaire inférieure ; les lèvres ne sont que peu ouvertes.

o. — La langue est abaissée, sa pointe un peu retirée ; les lèvres forment une ouverture arrondie.

u — ou. — Le son *ou* exige un grand développement de la cavité buccale et une très-petite ouverture des lèvres ; la langue est abaissée comme dans l'émission *a*. Pour former le son *u* il s'agit tout simplement d'élever la langue et de diminuer, par conséquent, la cavité buccale.

Les consonnes n'ont, comme l'indique leur étymologie, de sons que ceux qu'elles empruntent aux voyelles ; leur articulation isolée ne fait entendre qu'un sifflement, un bruit sourd.

Les consonnes de notre alphabet sont au nombre de vingt et une : b — c — ch — d — f — g — h — j — k — l — ll (mouillées) m — n — p — q — r — s — t — v — x — z.

Relativement à la variété des articulations, l'alphabet de chaque langue est plus ou moins riche ; l'alphabet grec est plus riche que le nôtre, puisqu'il possède les lettres φ-θ-χ, articulations douces et agréables dont nous sommes privés. Il serait à désirer qu'on révisât notre alphabet, afin d'en supprimer deux lettres inutiles C et Q. Le c pouvant être remplacé par k lorsqu'il est dur, par s lorsqu'il est cédillé ; le q pouvant toujours être remplacé par le k : Le θ et le χ entreraient dans notre alphabet en remplacement de ces deux lettres supprimées.

Plusieurs classifications ont été établies pour les consonnes ; les unes dérivent du bruit que produit l'articulation des consonnes ; les autres tirent leur nom des organes vocaux qui concourent à leur formation. On les a donc distinguées en :

1° *Labiales*. — B–P–M — parce que l'émission de ces lettres est exclusivement produite par les lèvres.

— B et P ont été nommées *explosives*, parce qu'elles exigent une poussée d'air et la séparation instantanée des lèvres. M a aussi été classée dans les *nasales*.

2º *Dento-linguales.* — D-T — formées par l'application de la langue sur les dents incisives supérieures, et son retrait instantané.

3º *Dento-labiales.* — F – V — formées par la poussée d'air, les dents incisives supérieures étant appuyées sur la lèvre inférieure.

4º *Palato-linguales.* — L–N–R — formées par la langue et le palais. — N a aussi été classée parmi les *nasales*, et R a reçu la dénomination de *vibrante*, parce que son émission s'accompagne d'une vibration marquée de la langue.

5º *Gutturales.* — C-K-Q — provenant de la poussée d'air brusque, à l'isthme du gosier, la base de la langue étant relevée.

6º *Liquides.* — LL mouillées comme *quille, bille*.

7º *Sifflantes.* — Ç–S — produisant un sifflement.

8º *Gutturale-sifflante.* — X.

9º *Soufflantes.* — G–J–CH.

Une classification exacte ne saurait être établie que par le physiologiste qui a étudié le mécanisme des diverses pièces concourant à l'émission de la parole. Jusqu'ici les classifications grammaticales sont défectueuses, parce qu'elles ont été établies par des grammairiens parfaitement étrangers à l'anatomie et au mécanisme de l'appareil phonateur.

Le lecteur pourra se rendre compte, d'une manière très-imparfaite sans doute, du mécanisme de l'émission, en faisant la gymnastique de chaque lettre de l'alphabet, et en observant attentivement le jeu et les situations des diverses pièces de l'appareil vocal. A, ainsi que nous l'avons dit plus haut, se prononce la bouche entièrement ouverte et la langue abaissée. — A est un·son *guttural*. E donne un son *palato-lingual*, c'est-à-dire qu'il est nécessaire, pour le former, que la base de la langue s'élève, tandis que sa pointe s'appuie contre les incisives de la mâchoire inférieure. — Le son du *b*, de l'*m* et du *p* se produit avec les lèvres; — celui du *d* et du *t* avec la langue qui, appliquée contre les incisives de la mâchoire supérieure, se retire tout à coup, etc., etc. Chaque lettre, chaque articulation a son mécanisme différent.

Les langues où les voyelles abondent sont les plus sonores, les plus *euphoniques*; celles au contraire qui sont embarrassées de consonnes, offrent de la dureté, de la *dysphonie*. Ces différences entre les langues ont donné lieu à ces axiomes : — La langue GRECQUE, harmonieuse et poétique par excellence, est la langue des poëtes et des dieux; — la langue ITALIENNE, riche en voyelles, est celle de la musique; — l'ESPAGNOLE, pompeuse et sonore dans ses finales, grave, majestueuse dans son débit, est la langue des orateurs; — l'ANGLAISE, qui produit de nombreux sifflements, est la langue des oiseaux; — l'ALLE-MANDE, péniblement surchargée de consonnes, est la langue des chevaux et des ours; — la FRANÇAISE, intermédiaire à ces extrêmes, pourrait être nommée la langue des savants; car, en France, où les sciences et les arts ont fait de si grands progrès, où de hautes intelligences ont arrêté la composition de tous les genres d'idées, la langue est désormais précise et fixée.

Faisons observer, en passant, que la mélodie des langues naît de la douceur du son vocal et de la prononciation. Faites lire les beaux vers de Lamartine par un paysan gascon ou auvergnat, votre oreille n'en sera point assurément flattée; mais qu'un artiste du Théâtre-Français, doué d'un bel organe et d'une prononciation correcte, les déclame avec l'expression convenable, alors vous éprouverez un vif plaisir et y découvrirez des beautés qui, jusque-là, vous étaient restées inconnues.

Quoique la langue française soit sourde à cause de sa grande quantité d'*e* muets, on y découvre néan-moins un grand nombre d'intonations et une va-riété de finales, dans ses mots, qui ne se rencontrent nulle autre part. C'est pourquoi elle est exempte de la monotonie de plusieurs langues méridionales, dont es mots se terminent, le plus souvent en *i* et en *a*,

deux intonations très-sonores, mais dont les répétitions, revenant incessamment, finissent par lasser
l'oreille. Les sens, en général, sont aussi inconstants
qu'avides d'impressions nouvelles; si les mêmes consonnances reparaissent fréquemment dans une longue phrase, une oreille délicate en est choquée.
Écoutez la langue française dans la bouche d'une
jolie Parisienne, puis écoutez la langue italienne
parlée par une Romaine, vous direz : Celle-ci est plus
sonore, mais l'autre est plus douce, moins bruyante;
ce qui prouverait que la mélodie des langues dépend,
en grande partie, de l'organe vocal et de l'articulation des mots.

SECTION II.

APERÇU PHYSIOLOGIQUE SUR LA LANGUE PRIMITIVE.

La puissance qui crée et transforme toute chose,
a jeté l'homme sur la terre avec une organisation
toute spéciale; et c'est à cette organisation qu'il
doit sa supériorité sur la terre. Le larynx et le cerveau sont, pour l'homme, les merveilleux instruments à l'aide desquels il marche incessamment dans
le vaste champ du progrès.

La parole est donc le résultat des fonctions pulmonaires et laryngo-buccales dans leur état normal,
comme la mémoire, le jugement et les autres facul-

tés intellectuelles sont le résultat des fonctions cérébrales.

A la grande et insaisissable époque anthropogé-
nique où la première famille humaine parut sur notre
globe, dès que deux êtres de cette famille se rencon-
trèrent, ils durent s'exprimer par des sons et des
gestes ce qu'ils éprouvaient. Ces nouveaux habitants,
guidés d'abord par les instincts de conservation et
de reproduction, vécurent longtemps à l'état sauvage. Leur premier langage se réduisait peut-être
à des sons gutturaux qu'ils varièrent ensuite, en se
servant de la langue et des lèvres. Ce langage pri-
mitif dut être fort restreint et en rapport avec leurs
besoins, également très-bornés. Si nous remontons
aux premières sociétés, nous découvrons, en effet,
que la vie de relation des hommes entre eux est peu
étendue, leurs besoins peu nombreux, et, par conséquent, leurs idées fort simples. Les premiers sons et
mots qu'ils émirent furent probablement une espèce
d'harmonie imitative que leur fournissaient les êtres
et les objets dont ils étaient environnés.

Dans la langue primitive, tout mot dut avoir sa
raison, et la raison de chaque mot fut son rapport
avec l'objet qu'il désignait. Cette langue se composait indubitablement de mots radicaux et monosylla-
biques, d'où dérivèrent les autres. Il n'est aucun
objet qui n'ait quelque rapport avec les sons vocaux
et qui ne puisse être rendu par ces sons : ne voyons-

2.

nous pas les animaux se distinguer par des cris et des sons propres à chacun d'eux et à l'état dans lequel ils se trouvent? Les premiers hommes n'eurent qu'à les imiter, et ces cris, ces sons, devinrent des mots, des noms propres. Les objets inanimés se peignirent par des sons qui imitaient les bruits que rendaient leurs mouvements. Toutes les choses se trouvèrent ainsi nommées par imitation ou comparaison. De cette imitation et de l'emploi de *l'onomatopée* découlèrent les mots polysyllabiques, tels que le roucoulement des colombes, le grondement du tonnerre, le sifflement des vents, le bruit des cascades et des cataractes, etc., etc. Le savant Court de Gébelin a dit avec raison : « Nous sommes partis d'un seul principe, *l'imitation;* l'homme eut un seul et premier modèle pour apprendre à parler : la *nature.* L'imitation fut donc la source de la langue primitive, et ce langage d'imitation, enseigné par la nature, est intelligible à tout le monde.

L'amour, cette grande passion que la nature alluma dans le cœur de tous les êtres, afin de perpétuer leur race, l'amour dut aussi puissamment contribuer à l'invention du langage. Ne remarquons-nous pas tous les jours, autour de nous, les animaux de toute espèce, muets jusqu'à l'époque du rut, sortir tout à coup de leur silence et faire retentir les airs de leurs cris. Les oiseaux, surtout, trouvent des chants variés, de délicieuses ondulations, mais qui n'ont de durée que la saison des amours.

Si l'on admet que le progrès dans l'ordre intellectuel est une des lois de l'humanité, on doit aussi admettre que les hommes ne sont pas sortis tout à coup de la terre, comme Minerve, tout armée, du front de Jupiter; c'est-à-dire aussi intelligents qu'ils le devinrent dans la suite des temps. Or, le premier langage dut se borner, ainsi que nous l'avons déjà dit, à exprimer les premiers besoins, et cette langue primitive s'enrichit de mots nouveaux, à mesure que le cercle des nouveaux besoins alla en s'élargissant. Enfin, des hommes plus intelligents qui, au génie d'invention et de composition, joignaient le sentiment de l'harmonie, réunirent les mots déjà formés, en composèrent d'autres et formèrent une langue, très-imparfaite d'abord, mais recélant en elle les éléments des progrès futurs. On vit alors cette langue primitive marcher, se modifier, suivre les sociétés pas à pas et progresser avec elles ; plus tard, elle se délaya et disparut au milieu des nombreux idiomes dont elle fut la souche. D'où l'on est en droit de conclure que les langues naissent avec les sociétés, se développent et se perfectionnent ou se dégradent avec elles.

Un grand nombre d'érudits ont fait de longues et inutiles recherches pour découvrir la langue originelle, la langue-mère, que parla le premier homme. — Webb avança que c'était le chinois ; — Reading, l'abyssin ; — Beccan, le batave ; — Rubbeck, le suédois ; — Saumaise et Boxhorn le scytique ; — Erici prétendit que c'était le grec ; — Hugo, le latin ; — Le Brigant crut la trouver dans le celtique ; — plusieurs pensent que c'est le syriaque ; — les autres sont pour le phénicien et le chaldéen ; — quelquesuns pour l'hébreu et l'égyptien ; — enfin, le sanskrit eut aussi ses prôneurs. Malgré les profondes recherches de ces savants, le problème glosso-génésique reste encore à résoudre.

Langues-mères, — *langues-filles,* — *dialectes,* *idiomes, jargons.*

Les langues-mères, dérivant de la langue primitive altérée, sont des langues très-anciennes qui ne se parlent plus ; elles servirent à former des languesfilles qui s'altérèrent également et formèrent à leur tour les diverses langues qui se parlent aujourd'hui sur la terre. Les *dialectes* ne sont que les nuances intérieures ou nationales d'une même langue Ainsi, la langue germanique ou teutone, que l'on parlait autrefois dans toute l'Allemagne, a éprouvé divers changements, soit dans la prononciation, soit dans les mots ; ces changements font que la langue germanique du nord de l'Allemagne n'est plus la même que celle du midi de l'Allemagne ; — et ces deux langues différentes ne sont que des dialectes de la langue germanique.

Les *langues-mères* elles-mêmes ne sont que des

filles ou des dialectes de la langue primitive, qui s'altéra et disparut au fur et à mesure que les sociétés émigrèrent et s'établirent sur différents points du globe.

Les *idiomes*, que l'on parle dans certaines provinces et cantons d'un même pays, sont une altération plus ou moins sensible de la langue nationale.

Lorsque le peuple corrompt la langue de son pays et se fait un langage à part qui n'est compris que de lui seul, ce langage se nomme *jargon*. La différence qui existe entre l'idiome et le jargon peut se distinguer dans la comparaison suivante : les Bas-Bretons parlent un idiome qui leur est particulier ; tandis que le peuple des halles et l'écume des grandes cités se sont fabriqué un jargon qui n'est intelligible que pour eux seuls.

Nous terminons cet aperçu en faisant observer au lecteur que, si l'on prend comme point de départ la langue primitive pour arriver aux langues-mères, et de celles-ci aux langues modernes, les altérations ont dû être aussi nombreuses que variées.

En effet, à combien d'influences la voix et le langage ne furent-ils pas soumis : la situation topographique, la nature du sol, le climat, le mélange des races, les tempéraments, les idiosyncrasies, la vigueur ou la faiblesse de la constitution physique des hommes, leur état de civilisation ou de barbarie, etc , etc., etc., durent nécessairement influer sur le langage et le timbre vocal. Ainsi, l'on observe constamment que la langue est plus sonore chez les peuples méridionaux que chez ceux du nord; la voix est douce, le langage agréable dans les contrées fertiles où règne l'abondance et le bien-être; au contraire dans les lieux où la stérilité du terrain isole les hommes, la voix est âpre, criarde; la langue peu riche et monotone; car la misère est un obstacle au développement des facultés intellectuelles. La voix est plus rude dans les pays montagneux que dans les vallées; plus forte dans les campagnes que dans les villes, etc., etc.

SECTION III.

RAPPORT DES LANGUES AUX GOUVERNEMENTS.

Le lecteur nous saura peut-être gré de transcrire ici le morceau suivant, dû à la plume de l'auteur d'un *Essai sur l'origine des langues* :

« Les langues se forment naturellement sur les besoins des hommes, elles changent et s'altèrent selon les changements de ces mêmes besoins. Dans les anciens temps, où la persuasion tenait lieu de force publique, l'éloquence était nécessaire. A quoi servirait-elle aujourd'hui que la force publique supplée à la persuasion? L'on n'a besoin ni d'art ni de figures pour dire, *tel est mon bon plaisir*. Quels discours restent donc à faire au peuple assemblé? Des *sermons*. Et qu'importe à ceux qui les font de persuader le peuple, puisque ce n'est pas lui qui nomme aux bénéfices? Les langues populaires nous sont devenues aussi parfaitement inutiles que l'éloquence. Les sociétés ont pris leur dernière forme; on n'y change plus rien qu'avec du canon et des écus, et comme on n'a plus rien à dire au peuple, sinon : *donnez de l'argent*, on le dit avec des placards au coin des rues, ou des soldats dans les maisons; il ne faut assembler personne pour cela : au contraire, il faut tenir les sujets épars, c'est la première maxime de la politique moderne.

« Il y a des langues favorables à la liberté, ce sont les langues sonores, prosodiques, harmonieuses, dont on distingue le discours de fort loin. Les nôtres sont faites pour le bourdonnement des Divans. Nos prédicateurs se tourmentent, se mettent en sueur dans les temples, sans qu'on sache rien de ce qu'ils ont dit. Après s'être épuisés pendant une heure, ils sortent de la chaire à demi morts. Assurément ce n'était pas la peine de prendre tant de fatigue.

« Chez les anciens on se faisait entendre aisément au peuple sur la place publique ; on y parlait tout un jour sans s'incommoder. Les généraux haranguaient leurs troupes ; on les entendait, et ils ne s'épuisaient point. Les historiens modernes qui ont voulu mettre des harangues dans leurs histoires se sont fait moquer d'eux. Qu'on suppose un homme haranguant en français le peuple de Paris sur la place de Vendôme. Qu'il crie à pleine tête, on entendra qu'il crie, on ne distinguera pas un mot. Hérodote lisait son histoire aux peuples de la Grèce assemblés en plein air, et tout retentissait d'applaudissements. Aujourd'hui l'académicien qui lit un Mémoire, un jour d'assemblée publique, est à peine entendu au bout de la salle. Si les charlatans des places abondent moins en France qu'en Italie, ce n'est pas qu'en France ils soient moins écoutés, c'est seulement qu'on ne les entend pas si bien. M. d'Alembert croit qu'on pourrait débiter le récitatif français à l'italienne ; il faudrait donc le débiter à l'oreille, autrement on n'entendrait rien du tout. Or, je dis que toute langue avec laquelle on ne peut pas se faire entendre au peuple assemblé est une langue servile ; il est impossible qu'un peuple demeure libre et qu'il parle cette langue-là. »

PHYSIOGNOMONIE. — La parole et le timbre vocal considérés comme peignant les idées, les facultés et l'état moral de l'individu, sont une des meilleures indications physiognomoniques.

— L'homme *emporté* a la voix brusque, saccadée ; l'homme *doux* est doué d'une voix analogue à son caractère. — L'homme *sérieux*, réfléchi, parle peu et posément ; le son de sa voix est mesuré sur le sens des mots ; l'être *léger, inconstant, évaporé,* babille sans cesse en changeant incessamment de ton et de conversation. — La parole est brève et rapide chez l'homme *bilieux ;* chez le *nerveux,* elle est quelquefois d'une promptitude exagérée ; le sujet *phlegmatique* s'exprime au contraire lentement, et sa voix est parfois traînante. La voix du tempérament *sanguin* est pleine, sonore, pétulante et légère. Doués d'une riche organisation physique, les sujets appartenant à ce tempérament possèdent un beau développement des organes vocaux. La voix du *mélancolique* est sèche, caverneuse, mais profondément expressive. — L'homme naturellement bon, le *philanthrope* possède un langage doux, prévenant, analogue aux qualités de son cœur. — Le *méchant* se reconnaît à sa parole sèche, dure et désagréable. — Le *présomptueux* parle avec jactance et vanité ; il est tranchant, décisif, cherche à vous éblouir par un débit résonnant et pompeux ; il vise toujours à l'effet. — L'homme *modeste,* simple et mesuré dans son langage, expose ses idées avec la tranquille douceur qui le caractérise. — L'homme *ironique* a la parole pénétrante, acérée ; il pique au vif, mord et déchire. — *L'hypocrite* se cache sous des phrases ambiguës ; toujours faux sous les couleurs de la sincérité, il cherche à vous entortiller dans ses dangereux ambages. — Le *courtisan* se reconnaît à ses discours flexibles et mielleux, à l'élastique souplesse de sa narration, qui se prête à toutes les formes, réfléchit toutes les nuances. — *L'idiot* fait entendre une voix lourde, traînante, sans inflexions harmoniques. — L'homme de *génie* se révèle par une accentuation vive et puissante ; l'enthousiasme qui bouillonne dans son cœur arrive brûlant sur ses lèvres et passe dans son langage ; énergique et brillante, son éloquence vous émeut, vous saisit et ses convictions vous entraînent.

On a vu que le *timbre* de la voix dépend de la structure laryngo-buccale ; *l'accentuation*, au contraire, est le résultat de l'exercice des organes vocaux, de l'éducation et du milieu social dans lequel on vit. L'articulation incomplète, mal formée, précipitée ou traînante, la prononciation sautillante ou avec intonations diverses, sont très-désagréables surtout dans la bouche des femmes. Le langage de certaines villes du midi de la France offre ces défauts, qu'il serait si facile de corriger ; un peu d'attention et quelques exercices journaliers suffisent dans la jeunesse, pour les faire disparaître. Les parents devraient fixer leur attention sur ce point ; il est plus important qu'on ne pense ; car cette imperfection de la prononciation est un immense obstacle aux effets oratoires ; quelquefois aussi, il a refroidi l'amour et arrêté des mariages.

SECTION IV.

QUALITÉS DE LA VOIX.

La sonorité, la force de la voix, la netteté de l'articulation sont de puissants auxiliaires dans l'art de persuader et d'enlever son auditoire. Cicéron et Quintilien regardaient ces deux qualités comme indispensables à un orateur.

La douceur de la voix, la pureté de l'accentuation jouent aussi un grand rôle dans l'art de plaire et d'obtenir ce qu'on désire ; les voix de femmes surtout produisent, dans ces circonstances, de surprenants effets. Leur organe vocal est un instrument dont elles se plaisent à tirer des sons mélodieux ; leur timbre est flatteur, leur parole facile, sans besoin de maître d'élocution ; c'est le désir de plaire et d'être aimées qui leur donne des leçons de bien dire. Sûres d'êtres écoutées, elles parlent avec une aimable fécondité, une coquetterie séduisante. Pour enchaîner l'attention, souvent elles commencent leur narration par un doux regard et la terminent par un charmant sourire. Oh ! que d'émotions délicieuses fait naître une voix de femme qui parle d'amour, une voix entrecoupée de soupirs, qui accorde ou qui implore... Quel homme assez froid pourrait lui résister !.. Oui, tout cède à cette voix, même les êtres les plus indifférents, les plus glacés ; et l'on a eu raison de dire que l'amour entre par les oreilles pour arriver au cœur.

L'articulation pure des syllabes et diphthongues qui rend bien la prosodie des mots, c'est-à-dire qui fait convenablement sentir l'accentuation et la quantité de certaines voyelles, est la plus agréable, la plus émouvante. Lorsque la douceur de la voix et la pureté de la prononciation s'unissent à un timbre sonore, il en résulte une parole harmonieuse dont la puissance est irrésistible. Tel est le langage des femmes parisiennes, qui produit un effet magnétique sur les sens et l'âme. L'effet est inverse chez une jolie femme affligée d'une voix désagréable ou d'une prononciation vicieuse ; muette, elle plaît ; ouvre-t-elle la bouche, la désillusion s'opère et l'on dit avec tristesse : c'est dommage qu'une aussi jolie personne ait un accent si détestable.

CHAPITRE III

CACOMUTHIES.

VICES OU IMPERFECTIONS DE LA PAROLE.

Les imperfections de la parole peuvent dépendre ou d'une lésion organique ou d'une affection des nerfs qui président aux fonctions vocales, ou encore d'un défaut d'harmonie entre les actes de combinaison et d'expression, ou enfin d'une habitude développée par l'imitation. Les vices de la parole peuvent se réduire à dix.

1° *Nasonnement*. — Articulation désagréable généralement occasionnée par un obstacle à l'écoulement du son dans le canal nasal. Selon la nature et le volume de l'obstacle, ce vice offre différents degrés, depuis la voix légèrement nasillarde jusqu'au nasonnement complet.

Le nasonnement qui dépend du vice de conformation ou d'un obstacle développé dans les cavités nasales, exige la main d'un homme de l'art. Lorsqu'il est le résultat d'une irritation chronique, d'un épaississement de la muqueuse qui tapisse les parois des cavités nasales, la médecine ordonne des reniflements répétés d'une eau émolliente d'abord et puis détersive, astringente, ou encore des fumigations de même nature ; quelquefois de petites saignées locales au moyen de sangsues ; les gargarismes souvent répétés sont d'un excellent effet, quand l'irritation se borne à l'orifice postérieur des fosses nasales.

Dans les cas fort nombreux où le nasonnement dépend d'une mauvaise habitude contractée soit par imitation, soit à la suite d'un rhume de cerveau chronique, qui n'a laissé aucune trace, il faut tout simplement habituer le sujet à lancer sa parole, de manière à ce que le son sorte, en grande partie, par la bouche, et que l'autre partie trouve un libre écoulement par le casal nasal ; car, c'est le tourbillonnement du son derrière le voile du palais et son engouffrement, sans issue, dans les cornets nasaux, qui produit et perpétue le nasonnement.

2° *Grasseyement*. — Cette articulation défectueuse à laquelle on trouve quelque charme, quand elle est légère, dépend soit d'un défaut de longueur de la langue, soit de son peu d'agilité ; soit enfin de la position vicieuse de cet organe, pendant la formation de la vibrante *r*. En effet, chez les personnes qui grasseyent, la langue se trouve retirée en bas et sa face supérieure est convexe au lieu d'être concave, ce qui la force de vibrer par sa base, tandis qu'elle devrait vibrer par sa pointe. Or, c'est par un mécanisme de vibration qu'on parvient à extirper ce vice de la parole ; ce mécanisme, le voici : — On s'exercera fréquemment à prononcer, avec la pointe de la langue les lettres T, D, — B, D et P, D ; d'abord lentement, puis avec rapidité et tout à coup, de manière qu'il y ait explosion et vibration instantanée. En prenant pour exemple les mots *travail, preuve, brave*, on devra articuler, *Tda-vail, Pdeu-ve, Bda-ve.*

Après quelque temps de ce premier exercice, on passera à des mots plus compliqués, c'est-à-dire contenant deux *r*, séparés, comme *transparent, prétresse*, qui devront s'articuler *Tdans-pa-tdant, Pdetdesse*. Dans les mots qui se terminent par un *r*, comme *amour, plaisir, bonheur*, on substituera la lettre *d* à l'*r*, l'on prononcera *amoud, plaisid, bonheud*, mais il faut alors qu'en articulant le *d*, la pointe de la langue recourbée attaque la voûte du palais et se retire instantanément.

De semblables exercices sur une foule de mots, souvent répétés et longtemps continués, habitueront la langue à vibrer par sa pointe et effaceront pour toujours le défaut du grasseyement.

3° *Sifflement*. — Bruit exagéré pendant l'articulation des sifflantes, ordinairement occasionné par la disposition vicieuse ou la perte des dents incisives. L'habitude de modérer la poussée d'air pendant l'articulation des sifflantes, peut modifier ce défaut; mais l'art du dentiste est seul apte à l'effacer complétement.

4° *Kliatement*. — Perversion des articulations *cl* et *ch* dépendant de la rigidité et de la position vicieuse de la langue; ainsi, au lieu de prononcer *chou—chat—cieux*, on prononce *kliou—kliat—klieux*. Dans le mot *kliatement* que j'ai hasardé pour désigner cette imperfection le K doit se prononcer comme le X grec manquant à notre langue.

Pour détruire ce vice, il s'agit tout simplement de mettre obstacle à la fuite d'air qui a lieu entre les parois de la bouche et l'un des côtés de la langue, près de la base. On y parvient en recourbant la pointe de cet organe contre les incisives inférieures et, sa base étant abaissée, on opère la poussée d'air en ligne droite, de manière qu'il ne s'en perde point sur les côtés.

5° *Jotacisme*. — Difficulté d'articuler les gutturales, le plus ordinairement consécutive aux perforations et aux lésions du voile du palais. Ce vice, lorsqu'il n'est que le résultat de l'habitude, disparaît devant une gymnastique soutenue sur les articulations K, Q et C rude ; s'il dépend d'une altération ou lésion du voile palatin ou de l'arrière-bouche, le traitement est du ressort de l'art chirurgical.

6° *Mogistalisme*. — Gêne dans l'articulation des explosives, causée par une lèvre inférieure trop courte ou un bec de lièvre. Dans le premier cas des tractions répétées sur la lèvre inférieure et une gymnastique journalière sur les lettres explosives, sont bien souvent couronnées de succès. Dans le cas de bec de lièvre il n'y a qu'une opération chirurgicale qui puisse amener la guérison.

7° *Lallation*. — Substitution de la lettre L à la lettre R ; ainsi, *lévelie* pour rêverie, *malie* pour marie. Ce vice est plus ou moins saillant ; quelquefois il est imperceptible. Une langue trop courte en serait la cause. Les moyens de combattre ce défaut sont les mêmes que ceux contre le grasseyement.

8° *Blésité*, ou *Zézaiement*. — Ze pour je. Ce vice peut dépendre du trop grand volume de la langue, mais le plus souvent il est le résultat d'une mauvaise habitude ; on le rencontre à l'état endémique dans certaines provinces de France.

Les personnes affectées de ce défaut devront gymnastiquer sur l'articulation *ch*, en chassant avec force l'air du poumon ; château, chameau, cheval, étant pris pour exemple, on prononcera *che—ateau*, *che—ameau*, *che—val*, en appuyant fortement sur la première syllabe.

9° *Bredouillement*. — Ce vice, assez commun aux tempéraments nerveux, pétulants, irascibles se traduit par un embarras de la langue, des articulations précipitées, confuses, inachevées. Les bredouilleurs sont, en général, d'une grande vivacité; leurs idées se succèdent avec une telle rapidité qu'ils n'ont pas le temps d'achever les mots pour les rendre. Le bredouillement a donc pour principale cause l'impatience et la précipitation avec lesquelles on veut rendre ses idées. Ce défaut s'effacera peu à peu si l'on prend la ferme détermination de parler lentement et d'appuyer sur chaque syllabe des mots, afin de n'en omettre aucune. Le bredouilleur devra s'exercer aux lectures très-lentes, à haute voix, à la déclamation bien accentuée de morceaux d'éloquence; le récitatif musical sera aussi un excellent moyen de combattre ces défauts et de lui rendre la parole facile.

10° BÉGAIEMENT *ou Psélisme*. — Cette grave imperfection se manifeste par la suspension plus ou moins prolongée des articulations au commencement ou au milieu des mots, surtout lorsqu'il s'agit d'attaquer certaines syllabes dont la prononciation exige quelques efforts de l'appareil vocal. Les causes du bégaiement sont multiples; tantôt c'est la longueur exagérée du frein de la langue ou son adhérence aux parois de la bouche; tantôt c'est la rétraction des muscles glossaux ; d'autres fois c'est une affection spasmodique de la glotte qui met obstacle au courant d'air laryngien, et l'empêche d'arriver au moment où l'articulation doit avoir lieu; enfin le bégaiement peut encore dépendre de certaines dispositions morales et du défaut d'équilibre dans les intellectualisations.

Les bègues, de même que les bredouilleurs, pensent trop vite ; ils sont, en général, vifs, spirituels, mais aussi très-timides, et cette timidité naît de la crainte d'être raillés. Les enfants et les vieillards ne bégaient point, parce qu'à ces âges l'activité musculaire est moindre. On distingue deux sortes de bégaiement, l'un dit *guttural*, parce qu'il dépend du gosier; l'autre nommé *labial*, parce que la difficulté réside en grande partie dans les lèvres.

Traitement. — Divers procédés opératoires ont été proposés contre le bégaiement par cause physique ; malheureusement le succès n'a pas été aussi complet qu'on se l'était promis. Dans le cas où le bégaiement a sa source dans une névrose, une affection spasmodique des organes vocaux, ou dans certaines dispositions de l'organe intellectuel, on a recours à une gymnastique variée des lèvres, de la langue et de la poussée d'air, afin de faciliter l'association des mouvements d'expiration et d'articulation. La gymnastique de la langue consiste à la faire mouvoir de bas en haut et d'arrière en avant; de la recourber, et de porter sa pointe vers le voile du palais. Le bègue doit pratiquer cette gymnastique à tous les instants du jour, c'est-à-dire toutes les fois qu'il y pensera. Il s'exercera à articuler lentement deux, trois et quatre syllabes de suite ; puis il en ajoutera plusieurs autres, jusqu'à ce qu'il arrive à débiter couramment une courte phrase. Si, pendant cet exercice, le bégaiement survenait sur certaines syllabes, le bègue devrait aussitôt répéter en déclamant ou en chantant sa phrase ; car on a observé que, pendant la déclamation et le chant, le bégaiement ne se manifestait point. La déclamation de poésies à rhythmes variés, surtout avec mouvements des bras, est un moyen que le Dr Serres, d'Alais, emploie avec beaucoup de succès. Le récitatif musical et le chant opèrent aussi de nombreuses guérisons. Le Dr Colombat joint à ces moyens, l'action d'un petit instrument nommé *refoule-langue*, qui, se fixant aux dents incisives, force la langue à se porter vers l'arrière-bouche. Itard avait déjà conseillé de mettre une entrave mécanique à la langue, et de faire travailler cet organe en gênant ses mouvements. Ceci rappelle l'exemple de Démosthène, qui, après s'être longtemps exercé à l'art de la parole avec des cailloux dans la bouche, de bègue qu'il était, devint le plus brillant orateur de la Grèce.

La méthode du Dr Colombat pour extirper le bégaiement, ainsi que celle, des Drs Serres d'Alais et Delau, comptent de nombreux succès : les autres méthodes préconisées sont la copie de celles-ci, hormis quelques modifications. Les exercices curatifs, indiqués par les orthophonistes les plus distingués comme les plus compétents, se résument ainsi :

1° Exercices sur les voyelles et leurs combinaisons ;

2° Exercices sur les explosives labiales et linguales ; *Ba, Be, Bé, Ma, Mo, Pa, Pi,* etc. ;

3° Exercices sur les dento-linguales : *Da, Dé, Ta, Ti,* etc. :

4° Exercices sur les gutturales ; *Ka, Ké, Ko, Cha, Che, Ga, Go, Gui, Gu,* etc. ;

5° Exercices sur les sifflantes : *Ja, Je, Sa, Se, Za, Zi, Zo,* etc. ;

6° Exercices sur les nasales : *Nan, Nin, Non, Nun,* etc. ;

7° Exercices sur la vibrante *R* : *Ra, Re, Rin, Ron, Run,* etc.

Ces divers exercices, variés selon les besoins, répétés et continués pendant un temps plus ou moins long, parviennent toujours, lorsqu'ils sont exécutés avec volonté ferme et constance, à modifier considérablement le psélisme, sinon à l'extirper complétement.

Plusieurs savants médecins se sont spécialement occupés du mécanisme de la phonation et des

moyens propres à combattre les défauts de la voix :
MM. Itard, Magendie, Voisin, Malbouche, Arnold,
Hervez de Chégoin, Serres d'Alais, Jourdan, Colombat, Bénati, etc. ; c'est à leurs ouvrages, et surtout à leur pratique éclairée, que les personnes
affectées de vices de la parole doivent avoir recours
pour obtenir leur guérison.

Nous ne saurions trop engager les personnes affligées de bégaiement, et les parents d'enfants bègues,
à consulter sans retard les hommes spéciaux qui
s'occupent de l'art orthophonique ; car eux seuls peuvent leur enseigner à triompher de cette grave imperfection de la parole.

SECTION II.

De la voix parlée chez les animaux. — Dans la série animale, quelques oiseaux seulement ont le privilége d'articuler des mots, et même des phrases
entières. Sont dans ce cas les perroquets, les pies,
geais, corneilles, sansonnets, etc. ; les autres animaux ne peuvent que pousser le cri propre à leur
espèce. Les exemples qu'on cite, de chiens, d'ânes,
de chevaux, de crocodiles, de serpents qui ont appris à parler, ou qui ont parlé tout à coup sans enseignement préalable, doivent être rejetés dans le
domaine des fables. Cependant des hommes dont
l'autorité est d'un grand poids, Leibnitz, Bradley,

Kircher, Frisch et d'autres, font mention de chiens qui articulaient certains mots de plusieurs langues. Devant l'aveu de ces savants, il n'est permis que de douter. Quant aux oiseaux que nous entendons tous les jours répéter, jusqu'à fatiguer nos oreilles, les mots qu'on leur a appris, leur articulation et leur débit dépendent exclusivement de la personne qui les a élevés, et surtout de ses constantes répétitions ; car, sans cette persévérance de la part du maître, l'écolier ne tarderait pas à oublier sa leçon.

On rapporte qu'à l'époque des sanglantes rivalités de César et de Pompée, les courtisans qui en prévoyaient l'issue favorable, à l'avantage du premier, apprirent à des corneilles à saluer César. Un cordonnier, dans l'espoir d'une récompense, voulut, à l'instar des courtisans, enseigner à son corbeau la formule *salve, Cesar Imperator. Salut à César Empereur*. Bien souvent, impatienté de l'indocilité de son écolier, l'artisan s'écriait en le corrigeant : *perdidi tempus et operam! J'ai perdu mon temps et ma peine!*

César fut vainqueur : à son entrée dans Rome, les corbeaux, presque aussi nombreux que les courtisans, se mirent à voltiger autour de lui, débitant le salut qu'on leur avait appris. Le corbeau du cordonnier vint un des derniers crier aux oreilles du vainqueur : *Salut à César Empereur*. Mais, fatigué de ces salutations intéressées, l'empereur ordonna qu'on écartât ces oiseaux importuns. On exécutait ses ordres lorsque le corbeau du cordonnier s'écria d'une voix piteuse : *J'ai perdu mon temps et ma peine !* César se prit à sourire de l'à-propos et ordonna que l'artisan fût récompensé de sa peine.

Kircher cite le fait suivant non moins curieux :

Un vieil ecclésiastique récitait chaque soir, avant de se coucher, les litanies des saints ; à la fin de chaque verset on entendait une voix grêle et flûtée répondre : *ora pro nobis.* Le prêtre était âgé et personne ne pouvait entrer à cette heure dans son appartement. Kircher intrigué résolut de connaître le jeune sacristain qui articulait si mélodieusement le *repons*, et, poussant la curiosité jusqu'à l'indiscrétion, il se cacha, un soir, dans la chambre du vieux curé. L'heure de la prière étant sonnée, celui-ci s'agenouilla sur son prie-Dieu et entama les litanies. Aussitôt la voix enfantine répondit : *ora pro nobis.* Kircher tournait les yeux autour de lui et cherchait de tous côtés sans apercevoir personne. Enfin, après bien des recherches, quel fut son étonnement de découvrir, au lieu du jeune sacristain, une *calendre* (espèce d'alouette) perchée sur le bâton de sa cage, répondant sans retard et d'une manière irréprochable l'*ora pro nobis.*

Malgré l'histoire du chien parlant de Leibnitz, nous persistons à dire que la faculté de parler n'existe que chez les oiseaux et nullement chez les quadrupèdes ; c'est un fait connu de tous les naturalistes. Le singe même ne jouit point de la parole, quoique sa bouche, sa glotte et son larynx se rapprochent beaucoup plus de ceux de l'homme que le larynx et le bec des oiseaux.

En parcourant, de la base au sommet, l'échelle zoologique, on rencontre une foule d'êtres privés de poumons et qui n'ont pour témoigner leur existence, pour se reconnaître, s'attirer, qu'un bruit d'ailes ou de membranes. Les êtres doués des organes vocaux n'ont, en général, à l'exception de l'homme, qu'un cri propre à leur espèce dont ils ne s'écartent jamais et que leurs petits répètent invariablement par instinct d'imitation.

A en juger par le nombre incalculable d'êtres qui peuplent la terre, ces cris sont infiniment variés : on a cherché, autant que possible, à consacrer un mot propre au cri de chaque espèce. Ainsi l'on est convenu de dire : le *bourdonnement* des insectes, — la *strideur* des cigales, des grillons, — le *coassement* des grenouilles, — le *sifflement* des serpents, — le *croassement* des corbeaux, — la *clangueur* de l'aigle et des vautours, etc. La pie *babille*, — l'orfraie *gémit*, — l'hirondelle *gazouille*, — le merle *siffle*, — la poule *glousse*, etc. Pour les quadrupèdes on dit : le *hennissement* du cheval, — le *braiment* de l'âne, — le *beuglement* du taureau, — le *vagissement* des veaux, — le *grognement* du porc, etc. Enfin, les brebis et les chèvres *bêlent*, — le chat *miaule*, — les aïs *sanglotent*, — le chien *jappe*, — les loups *hur-lent*, — les tigres et les panthères *glapissent*, — le lion *rugit*, etc., etc., seul, l'homme est doué de la faculté de parler et d'imiter plus ou moins natu-rellement le cri de tous les animaux. Cette faculté d'imitation est due à la conformation de ses organes vocaux et cérébraux, beaucoup plus parfaits que ceux de toutes les espèces vivantes, sans exception.

CHAPITRE IV.

VOIX CHANTÉE OU CHANT.

Un savant musicien et profond philosophe, M. d'Ortigue, a dit :

« L'homme chante par cela seul qu'il parle, comme il parle par cela seul qu'il pense. La seule différence qui existe entre le chant produit par la voix de l'homme qui parle et le chant musical, c'est que, dans le premier, la voix parcourt des intervalles extrêmement rapprochés les uns des autres, indéterminés, qui ne peuvent être ramenés à aucune gamme, et par cela même inappréciables; tandis que dans le second, elle observe des intervalles déterminés, appréciables, c'est-à-dire appartenant à une gamme connue, et dont l'oreille peut assigner la place dans l'échelle des sons. »

Le chant proprement dit, peut être défini : la faculté de parcourir avec la voix les diverses notes des échelles musicales. Or, chanter c'est émettre des sons successifs modulés et rhythmés, au moyen des différentes pièces de l'appareil vocal.

Le chant s'exécute par la tension et le relâchement des cordes vocales, par la dilatation et le resserrement de la glotte à travers laquelle s'écoule l'air chassé par le poumon.

La vocalisation ne se borne pas à une action purement laryngienne ; Bénati a démontré pratiquement que le pharynx exerçait aussi son action sur elle.

MÉCANISME DES DIFFÉRENTES PIÈCES DE L'APPAREIL VOCAL DANS LA PRODUCTION DU SON.

Le mécanisme des mouvements phonateurs est assez compliqué, il réside dans l'impulsion donnée à l'air par le poumon, dans la vibration des cordes vocales et dans l'action de quatre ordres de muscles qui impriment au larynx et à la glotte divers mouvements.

Ces mouvements sont au nombre de quatre :

1° Élévation du larynx par les muscles *élévateurs;*

2° Abaissement du larynx par les muscles *abaisseurs;*

3° Rétrécissement de la glotte par les muscles *constricteurs;*

4° Élargissement de la glotte par les muscles *tenseurs*.

La tension des cordes vocales coïncide toujours avec l'élévation du larynx et le rétrécissement de la glotte.

Le relâchement des cordes vocales coïncide toujours avec l'abaissement du larynx et l'élargissement de la glotte.

Quand l'air est chassé du poumon avec force, le larynx étant relevé et la glotte resserrée, les vibrations des cordes vocales se multiplient et le son s'élève ; de telle sorte que plus le larynx est relevé, la glotte resserrée et l'air chassé avec force, plus les vibrations augmentent en nombre, se rapprochent, et plus le son devient aigu.

Quand l'air sort du poumon avec moins de force, le larynx étant abaissé et la glotte plus ou moins ouverte, les vibrations des cordes vocales deviennent plus rares, et, par conséquent, le son plus grave.

Lorsque le larynx est tout à fait abaissé, la glotte entièrement ouverte et les cordes vocales complétement détendues, si l'air est chassé violemment du poumon, la production du son n'a point lieu, l'on n'entend qu'un bruit de souffle, un soupir.

D'où il faut conclure, avec le savant physiologiste Müller, qu'à un haut degré de tension des cordes vocales, le son est aigu et perçant, si l'on souffle for-

tement; il est aigu, mais doux, si l'on souffle modérément.

A un moyen degré de tension des cordes vocales,
le son est plein et sonore, si l'on souffle fortement; il
est également plein, mais plus faible, si l'on souffle
avec moins de force.

A un très-faible degré de tension des cordes vocales, le son est toujours grave.

Du reste, le phénomène de la vibration des cordes
vocales est tout à fait identique à celui de la vibration des cordes d'un instrument; l'expérimentation
en est facile.

A quel instrument comparer la voix humaine? —
Depuis Hippocrate jusqu'à nos jours, les physiologistes de tous les pays ont discuté sur le mécanisme
de la voix, et ont cherché à établir des comparaisons
plus ou moins heureuses avec des instruments de
musique. L'instrument vocal a été successivement
comparé au flageolet, à la flûte, au hautbois, au
basson, au cor, à l'appeau des oiseleurs, etc., puis à
l'orgue, aux instruments à cordes, à anches, etc.
Aujourd'hui, on est revenu à la théorie des cordes
membraneuses, que le physiologiste Müller a réta-
blie, après de nombreuses expériences.

SECTION II.

THÉORIE DU SON EN GÉNÉRAL.

Le son est produit par les vibrations d'un corps, dans un milieu propre à les propager. Lorsque les molécules d'un corps ont été mises en mouvement, elles le communiquent, d'après certaines lois, aux corps élastiques environnants, et, de proche en proche, les vibrations s'étendent au loin. Les gaz, les liquides, les solides propagent les sons, mais l'air est le véhicule ordinaire qui les transmet à nos oreilles. Les mouvements vibratoires se transmettent avec d'autant plus de rapidité que le milieu est plus élastique et plus dense ; d'où il résulte que la vitesse de propagation du son est généralement en rapport avec la densité et l'élasticité des corps. Ainsi, la vitesse du son, dans l'air, est de trois cent trente-sept mètres par seconde ; cette vitesse varie selon l'état météorologique ; un air plus chaud ou plus froid ne transmettent pas avec une vitesse égale.

Dans l'eau, la vitesse du son est quatre fois plus rapide que dans l'air.

Le bois transmet le son dix fois, et le fer dix-sept fois plus rapidement que l'air.

COMPARAISON DES SONS.

L'*acuité* et la *gravité* dépendent du nombre plus ou moins grand des vibrations; plus un corps vibre rapidement, plus le son est aigu; moins il exécute de vibrations, plus le son est grave. Le son le plus grave que l'oreille puisse saisir exécute cinquante-deux vibrations par seconde; le son le plus aigu, seize mille trois cent quatre-vingt-quatre vibrations à la seconde; au-delà de ces deux termes, le son n'est plus perceptible à l'oreille.

L'*intensité* du son dépend de la nature, de l'étendue, de la structure et du volume des corps. Si le même son est donné par un tambour et une grosse caisse, le son émané de la grosse caisse sera plus intense que celui du tambour.

Le *timbre* dépend aussi de la nature et de l'étendue des corps vibrants. Ainsi, la note *sol* étant donnée par une flûte et un cor de chasse, le timbre sera différent.

Sons concomitants. — Une corde tendue et mise en vibration exécute plusieurs mouvements : d'abord un mouvement général, dans toute sa longueur, puis d'autres petits mouvements particuliers provenant des parties aliquotes de la corde, qui vibrent séparément.

L'expérience suivante, très-facile à pratiquer, est concluante à cet égard.

Tendez et fixez une corde de guitare ou de violon, de manière à former une espèce de *sonomètre ;* divisez cette corde en parties égales, comme dans la figure suivante, en ayant soin de marquer, à l'encre, les points de division.

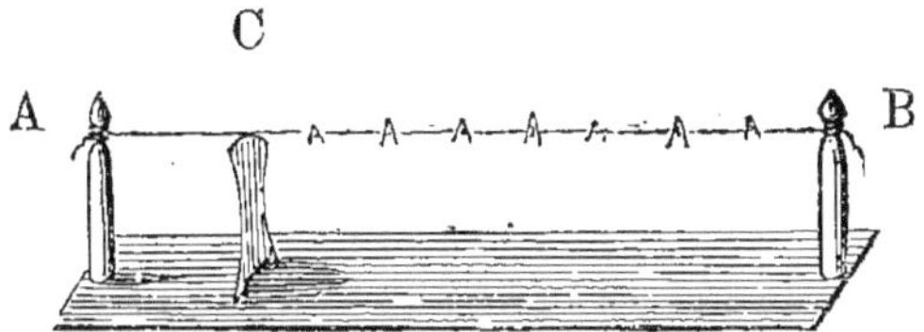

Placez un chevalet sous le point C de la corde A B pliez, en deux, autant de petits morceaux de papier blanc qu'il y a de points marqués à l'encre, et placez-les à cheval sur ces points, qui sont les nœuds de la corde ; puis, au milieu des espaces que les morceaux de papier blanc laissent entre eux, enfourchez d'autres petits morceaux de papier de couleur. Cela fait, promenez un archet sur la portion de la corde située derrière le chevalet ; aussitôt les morceaux de papier de couleur s'agiteront et tomberont de la corde, tandis que les morceaux de papier blanc resteront en place. La raison de ce phénomène est celle-ci : toute corde, ainsi tendue, est composée de *nœuds* et de *ventres ;* les *nœuds*, représentés par les points de division, n'étant point susceptibles de vibrer, restent immobiles, pendant que les *ventres*, représentés par les intervalles, vibrent d'un nœud à l'autre, et leurs vibrations sont assez fortes pour faire tomber les petits morceaux de papier.

Le phénomène des nœuds et des ventres, c'est-à-dire du partage de la corde en parties vibrantes et parties immobiles, explique très-bien le phénomène des *sons concomitants*. En effet, lorsqu'on frappe une corde de piano, elle rend un son fondamental, que l'on pourrait croire exempt de tout alliage; mais, une oreille exercée distingue bientôt d'autres sons, qui ont, entre eux, des rapports numériques simples, tels que l'octave du son fondamental, sa double octave, la double octave de la quinte et la triple octave de la tierce. Ces sons concomitants naissent des ventres de la corde, qui vibrent isolément, tout en partageant la vibration générale. Cette expérience donne des résultats beaucoup plus sensibles lorsqu'on la pratique avec un *monocorde*, instrument au moyen duquel on évite la résonnance des cordes voisines.

ÉCHELLE MUSICALE.

L'échelle musicale ou *gamme*, se compose d'une série de sons de plus en plus aigus, en partant du son fondamental pour aller à son octave. Exemple :

ut ré mi fa sol la si ut

La distance qui existe entre chaque son, ou plutôt le rapport entre le nombre de vibrations que produisent les sons, s'appelle *intervalle, seconde, — tierce, quarte, — quinte, — sixte, — septième.*

La physique a établi le tableau suivant des intervalles d'après le nombre de vibrations que fournit chaque note pendant une de celles du son fondamental :

ut	*ré*	*mi*	*fa*	*sol*	*la*	*si*	*ut*
1	$\frac{9}{8}$	$\frac{5}{4}$	$\frac{4}{3}$	$\frac{3}{2}$	$\frac{5}{3}$	$\frac{15}{8}$	2

Les rapports de *l'ut* au *mi* et au *sol*, formant la *tierce* et la *quinte*, sont les plus simples, et l'oreille passe sans peine du premier son aux deux derniers. Les rapports des autres intervalles entre eux, quoique moins simples, sont néanmoins très-peu compliqués. Cette échelle prend le nom de gamme *diatonique*.

Si l'on examine les intervalles qui séparent les sept notes de la gamme diatonique, on s'aperçoit que l'interval du *mi* au *fa* et celui du *si* à *l'ut* sont plus rapprochés que les autres. Or, si l'on veut marcher par intervalles égaux, il devient nécessaire d'intercaler une note entre chaque note de cette gamme, ce qui porte le nombre total des notes à quatorze ; c'est la gamme ou genre *chromatique*. Les notes intercalées sont appelées *dièse* par rapport au plus grave des deux sons qu'elles séparent, et *bémols* par rapport au plus aigu. Les notes dièsées et bémolisées sont tout à fait indispensables à notre système musical.

Quelques physiciens ont trouvé entre les sons et les couleurs des progressions analogues. Newton avait remarqué que les espaces occupés par les sept couleurs du spectre solaire se graduaient comme les longueurs du monocorde qui donne les sept degrés de l'échelle musicale.

Les sons, de même que la lumière, sont produits par des corps en vibrations.

Les vibrations sonores se propagent à travers les milieux absolument comme les vibrations lumineuses.

L'œil perçoit la lumière par les mouvements vibratoires de l'éther ou fluide universel, de la même manière que l'oreille perçoit les sons par les vibrations du fluide atmosphérique. Enfin l'obscurité dans l'optique est semblable au silence dans l'acoustique.

Là ne se bornent point les analogies entre la lumière et les sons ; il en est d'autres bien plus curieuses.

Le fameux Pythagore inventa un système astronomique dans lequel il comparait la distance des astres aux divers intervalles de la gamme. — *L'Heptacorde* ou lyre à sept cordes représente les sept planètes. Cette lyre, formée de deux tétracordes

unis par un son commun, donne cette suite de
sons : *si, ut, ré, mi, fa, sol, la.* En supposant que
la *lune* soit représentée par *si*, *Mercure* le sera par
ut, *Vénus* par *ré*, *Mars* par *fa*, *Jupiter* par *sol* et
Saturne par *la*. D'où il résulte que la distance de la
lune à Mercure est d'un demi-ton, que celle de Mercure à Vénus est d'un ton, etc. Le tableau suivant
complétera l'idée de Pythagore :

De la terre à la lune. . . .   un ton.

De la lune à Mercure . . .   demi-ton.

De Mercure à Vénus. . . .   un ton.

De Vénus au soleil. . . . .   un ton et demi.

Du soleil à Mars. . . . . .   un ton.

De Mars à Jupiter. . . . .   demi-ton.

De Jupiter à Saturne . . .   demi-ton.

De Saturne aux étoiles. . .   un ton et demi.

Pour appliquer ces rapports aux distances astronomiques, Pythagore donna au ton la valeur de
vingt-six mille stades, et, au moyen de cet élément,
il lui devint facile de mesurer l'espace qui existe entre la terre et les étoiles fixes. Dans l'échelle ci-des-
sus, la distance des étoiles au soleil et du soleil à la
terre se trouve dans le rapport d'une qüinte.

Voici encore une analogie des plus remarquables :

— Les progressions de l'échelle musicale sont
dans les mêmes rapports que les progressions des

couleurs du spectre solaire. UT, première note de la gamme, représente le plus petit nombre de vibrations ; SI, dernière note de la gamme, représente le nombre de vibrations le plus élevé. Également la couleur ROUGE, qui est la première note de la gamme lumineuse, représente le plus petit nombre de vibrations, et le *violet*, qui est la note la plus élevée ou le dernier degré de l'échelle, représente le plus grand nombre de vibrations. Les notes et les couleurs qui se trouvent entre la base et le sommet de l'échelle offrent des vibrations dont le nombre se rapporte au degré qu'elles occupent.

PARALLÈLE DES NOTES ET DES COULEURS.

Ut correspond au rouge.
Ré   —   orangé.
Mi   —   jaune.
Fa   —   vert.
Sol   —   bleu.
La   —   indigo.
Si   —   violet.

Un homme ingénieux, le père Castel, eut l'idée de fabriquer un *clavecin oculaire* qui présentait successivement les couleurs analogues aux divers sons. Le clavier frappé par les doigts, au lieu de rendre des sons, offrait une série de couleurs dont la variété formait une mosaïque.

Un autre phénomène est celui de la composition d'une couleur intermédiaire par le mélange des deux couleurs, dont l'une la précède et l'autre la suit immédiatement. Ainsi le mélange du rouge et du jaune donne l'orangé ; le mélange du bleu et du violet donne l'indigo, etc.

Il est aussi à présumer que le même phénomène a lieu pour les sons : le chiffre des vibrations fournies par la note *ut* étant ajouté au chiffre analogue fourni par la note *mi*, la somme totale de ces deux chiffres sera égale à la somme des vibrations fournies par la note *ré*. Ces singulières analogies et beaucoup d'autres, qui sont du ressort de la physique, enfanteront un jour de grandes vérités ; nous nous bornons ici à les signaler.

SECTION III.

ÉTENDUE ET CLASSIFICATION DES VOIX.

La voix humaine possède, en général, deux octaves ; — les voix qui parcourent deux octaves et demie sont en petit nombre ; — celles qui peuvent arriver à trois octaves sont infiniment rares ; — enfin les voix qui embrassent trois octaves et demie sont tout à fait exceptionnelles : on ne cite que deux femmes, la *Sassi* et la *Catalani* qui aient joui de ce privilége.

Pour les hommes, les voix ont été classées en *basse*, — *baryton*, — *ténor*, — *haute-contre*.

La *basse*, ainsi que son nom l'indique, est la voix humaine la plus grave, celle qui descend le plus bas.

Pour exécuter ces dernières notes descendantes, le larynx est dans sa situation la plus déclive ; la glotte est arrivée à son extrême dilatation et les cordes vocales se trouvent dans un état complet de relâchement.

Le *baryton* participe de la basse et du ténor, aussi se classe-t-il naturellement entre ces deux voix.

Le *ténor* est la voix haute ; elle correspond à la voix de soprano, chez la femme.

La *haute-contre ;* on donnait anciennement ce nom à la voix la plus haute, la plus aiguë. Dans la production des dernières notes ascendantes de cette voix le larynx est tout à fait remonté ; la glotte se trouve dans un état complet de resserrement et les cordes vocales sont arrivées à leur plus haut degré de tension.

Pour les voix de femmes, on a établi la classification suivante :

Contralto — ou voix la plus basse ;

Mezzo-soprano, — voix moyenne correspondant à la voix de baryton ;

Soprano, — voix parcourant avec facilité les notes élevées;

Soprano-sfogato, — voix la plus haute, la plus aiguë; elle est chez la femme ce que la *haute-contre* est chez l'homme.

Les voix d'homme et de femme commencent et s'arrêtent à des notes différentes de l'échelle musicale; le tableau suivant peut en donner une idée.

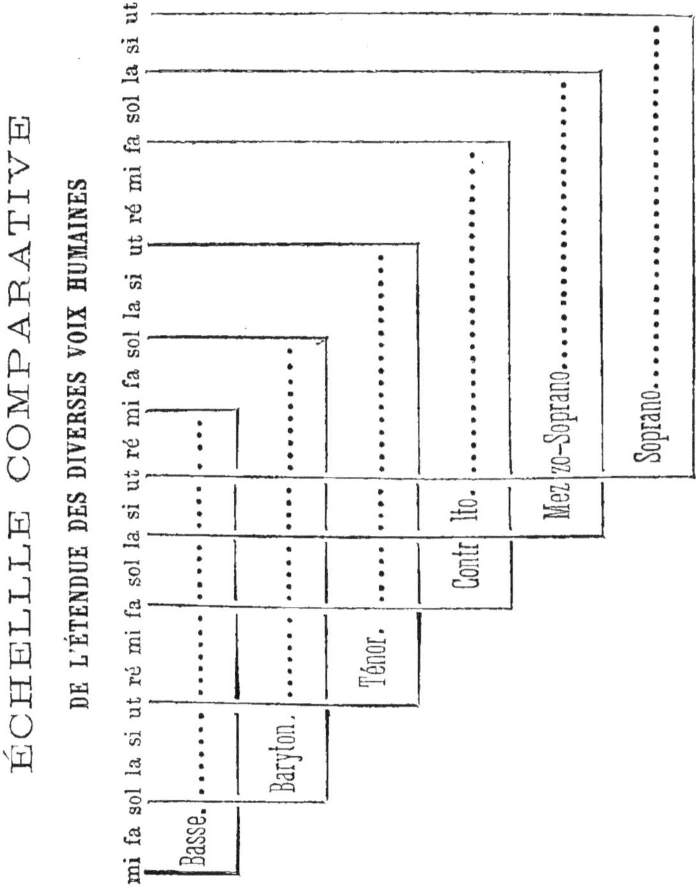

Les voix d'hommes et de femmes diffèrent entre elles non-seulement par la gravité et l'élévation, d'où les voix *mâles et féminines ;* mais encore par le timbre. Ainsi on reconnaît deux timbres pour les voix d'hommes, la *basse* et le *ténor* ; deux pour les voix de femmes, l'*alto* et le *soprano*. Ces différences dépendent évidemment de la forme et des dimensions du larynx et de la glotte, ainsi que des cavités de résonnance du canal naso-buccal.

De curieuses observations ont été faites sur la conformation et la position de la langue de plusieurs chanteurs et cantatrices à voix différentes : chez les soprani parfaits, la base de la langue se porte en haut et présente une surface presque arrondie par suite de l'abaissement de ses bords.

Mlles Sontag et Alboni, ces types de voix très-étendues et de facilité modulatrice, peuvent être offertes comme exemples.

Chez les chanteurs à registre unique et doués d'une voix très-sonore, le volume de la langue est beaucoup plus considérable que chez les autres. La Catalani et Santini offraient une dimension très-considérable de la langue ; ce dernier pouvait, lorsque le muscle *génio-glosse* était parvenu à son maximum d'extension, se toucher le bas du menton avec la pointe de la langue.

SECTION IV.

THÉORIE DES DIVERSES VOIX, NOMMÉES PAR LES CHANTEURS : VOIX BLANCHE, — VOIX SOMBRÉE, — VOIX DE TÊTE ET VOIX DE POITRINE.

VOIX BLANCHE. — C'est l'émission naturelle des sons vocaux, émission qui a lieu selon le mécanisme que nous avons déjà décrit. Cette voix est la plus générale, la plus brillante, celle qui se produit naturellement et sans fatigue.

VOIX SOMBRÉE. — C'est une voix forcée qui exige un grand déploiement de forces musculaires. Pendant le chant sombré le larynx doit rester immobile à la partie inférieure du cou, tandis que des forces contraires tendent sans cesse à le faire remonter lorsqu'on passe aux notes aiguës. De plus, la disposition donnée au tuyau vocal étouffe le son et exige une poussée d'air des plus énergiques pour arriver à produire un beau son. Voici d'après MM. Diday et Pétrequin, qui ont étudié cette question, le mécanisme de la voix sombrée :

Le larynx ne change pas de position, quelle que soit la note que le chanteur veuille donner ; le cartilage thyroïde reste immobile dans une situation moyenne, entre l'élévation et l'abaissement extrêmes. Au lieu de renverser la tête en arrière pour allonger le cou, le chanteur conserve l'attitude ordinaire, mais il resserre fortement la glotte, et chasse l'air vigoureusement, ce qui donne à la voix une intensité remarquable et un timbre particulier. Il se fait dans les muscles du larynx une violente contraction, pour opérer la tension des cordes vocales ; les bords de la glotte sont tendus et son ouverture est beaucoup plus rétrécie que dans la voix blanche. Le timbre sombré disparaît cependant à la limite formée par la note, dont l'émission, en voix blanche, exige du larynx la même hauteur que pour la voix sombrée.

Nous ajouterons que la base de la langue, le voile du palais et surtout du pharynx contre lequel se réfléchissent les vibrations, concourent ensemble à la la formation de cette voix, qui naît, pour ainsi dire, à l'ouverture gutturale. On pourrait comparer la voix *blanche* au son du hautbois, qui n'exige qu'une médiocre poussée d'air, et la voix *sombrée* au son du cor, instrument dans lequel l'air doit être chassé avec une plus grande force.

La voix sombrée, dont le célèbre chanteur Duprez s'est servi avec autant d'habileté que de bonheur, imprime au chant plus d'énergie, mais lui enlève la légèreté et la facilité qui en font le charme, car on sent que cette voix est forcée. Le passage d'un registre à l'autre est moins sensible, il est vrai, le son est plus intense, mais moins clair.

Le *sombrer* fatigue bien vite les organes de la voix ; il dessèche les membranes muqueuses laryngo-pharyngiennes et finit par érailler les cordes vocales ; une fois cet éraillement arrivé, c'en est fait du chanteur. C'est pourquoi nous pensons qu'on devrait user très-sobrement de la voix sombrée et la réserver uniquement pour certaines circonstances. Il serait sage de revenir à la voix blanche pour reposer les organes fatigués.

VOIX DE POITRINE. — Nous avons déjà dit que les ligaments et membranes de la glotte sont susceptibles de vibrations dans toute leur étendue, mais les vibrations sont plus manifestes dans les ligaments ou cordes vocales, à cause de leur tissu essentiellement élastique. (*Voyez la figure représentant le larynx.*)

Les sons graves se produisent par le relâchement des cordes, l'abaissement du larynx et le souffle modéré.

Si le relâchement est moindre et le souffle un peu plus fort, on obtient des sons plus élevés.

Les sons de la voix pleine (*voix de poitrine*) exigent une tension moyenne des cordes vocales, la situation naturelle du larynx, l'élargissement moyen de la glotte et le souffle d'une intensité en rapport avec le degré de vigueur qu'on veut donner au chant ; car la force du son dépend de la force du souffle. — Pendant l'émission de la voix de poitrine, les vibrations se manifestent dans toute la largeur des cordes et sont accompagnées de la résonnance des membranes de la glotte.

Voix de tête. — Les sons de cette voix ont lieu lorsque le larynx est tout à fait remonté, la glotte rétrécie et lorsque les cordes, arrivées à leur plus haut degré de tension, sont mises en vibration par un souffle modéré. Plus on chante haut, plus les piliers du voile du palais se rapprochent et plus la luette se raccourcit. — Dans les sons de la voix de tête, le bord de la corde seul entre en vibration; tandis que dans les sons de poitrine la corde vibre dans son entier. La raison physique de ce phénomène est celle-ci : — Les vibrations d'un corps résonnant peuvent avoir lieu dans toute son étendue, mais ce corps peut aussi se diviser en parties aliquotes qui vibrent selon des directions opposées, pendant que les intersections ou nœuds restent en repos.

Le souffle étant le même, un simple rétrécissement de la glotte élève le son, de même qu'un simple élargissement l'abaisse.

Les sons graves peuvent encore se produire, le larynx étant abaissé et les cordes détendues ; mais alors c'est la manière de souffler qui est l'agent producteur : dans ces deux cas le son reste couvert.

Les dernières notes de la voix de tête sont dues à la contraction extrême de la partie supérieure de l'instrument vocal. Le larynx reste fixé à son point le plus élevé en même temps que le pharynx se resserre; le voile du palais est fortement tendu et ses piliers sont rapprochés, de manière à boucher complétement l'orifice des fosses nasales postérieures; la luette se raccourcit, la base de la langue est relevée et la glotte presque fermée ; l'air comprimé dans le larynx et ne pouvant sortir qu'en filet, va se briser sur les cordes vocales, montées à leur plus haut point de tension, et le son se produit plus ou moins aigu, selon le nombre de vibrations que fournissent les cordes.

Il existe encore une modification de la forme de l'instrument vocal, pendant l'exercice du chant, qu'il ne faut pas omettre. Dans la voix de tête, le tuyau affecte une direction verticale et n'a que la bouche pour orifice; les fosses nasales sont bouchées par le voile du palais. Dans la voix de poitrine, le tuyau recourbé possède deux orifices, les fosses nasales postérieures et la bouche. De ces deux états de l'instrument, il résulte que les ténors et les soprani prononcent moins distinctement les syllabes nasales que les basses et les barytons. — Chez les soprani, l'air ne sort par les fosses nasales que dans quelques notes du médium ; c'est ce qui fait que les soprani, dont la voix de poitrine est nasonnée, font entendre des sons flûtés dans la voix de tête. — Chez les basses-tailles, l'air sortant toujours en grande partie par le nez, la syllabe nasale est nettement rendue.

Telle est, en résumé, la théorie des sons de tête et de poitrine, qu'on trouvera parfaitement détaillée dans l'excellent *Traité de physiologie* de Müller.

SECTION V.

DES REGISTRES.

On a donné le nom de registres à l'étendue de sons que peut parcourir la voix de poitrine sans anticiper sur les sons de la voix de tête, et *vice versá*. Le nombre de notes que renferme un registre n'est nullement déterminé et varie selon les individus.

Les registres dérivent principalement de la longueur et du raccourcissement des cordes, ainsi que de la dilatation et du rétrécissement de la glotte.

Les sons du registre de poitrine sont produits, comme nous l'avons dit plus haut, par un souffle vigoureux sur les cordes tendues qui vibrent entièrement.

Les sons du registre de fausset proviennent d'un souffle faible sur les cordes vocales très tendues qui ne vibrent que par leurs bords.

Le passage d'un registre à l'autre est toujours sensible pour une oreille délicate, et, malgré l'habileté du chanteur à le déguiser, on en saisit la différence.

Il existe quelques exceptions, mais fort rares, de chanteurs qui n'ont point de fausset, et qui peuvent arriver aux notes les plus aiguës sans que leur voix change de caractère. Elleviou, Nourrit et Rubini sont les trois seuls chanteurs qu'on ait cités comme possédant ce privilége.

La gymnastique vocale, concernant le passage d'un registre à l'autre, consiste dans des exercices propres à émettre des sons aigus, lorsque les cordes sont moyennement tendues ; on y arrive en donnant au souffle une poussée plus forte et en comprimant les parties inférieures de la glotte.

La pureté et la sonorité du son vocal exigent la réunion de qualités nombreuses : d'abord un poumon bien développé, sain, inspirant et expirant l'air avec facilité ; les bronches, le larynx, la glotte, l'arrière-bouche, les fosses nasales exemptes de tout obstacle qui puisse nuire au passage de l'air ; la muqueuse qui tapisse le tuyau vocal, nette et lisse dans toute son étendue ; l'équilibre dans la tension et le relâchement des cordes vocales ; la régularité d'action des muscles inspirateurs et expirateurs ; enfin le complet développement de la portion cérébrale qui préside aux émissions bien senties de l'onde sonore.

La *justesse* de la voix est intimement liée à la justesse de l'oreille et à l'intelligence musicale ; ce qui fait qu'une personne douée d'une voix sonore et pure, mais d'une oreille fausse, chante toujours faux. La fausseté de l'ouïe peut dépendre d'une lésion du nerf auditif qui transmet imparfaitement au cerveau la sensation des sons, ou d'une lésion de la substance cérébrale dans laquelle s'effectue cette sensation. Ainsi, on rencontre quelques sujets qui, après avoir possédé une voix très-juste, la perdent à la suite d'une inflammation de l'oreille interne ; parmi eux il en est quelques-uns qui recouvrent cette justesse au bout d'un temps plus ou moins long, quand la maladie ne laisse plus aucune trace. On voit des personnes qui ont les organes de la voix et de l'ouïe parfaitement bien conformés et intacts, et qui néanmoins ne peuvent chanter juste ; alors c'est l'aptitude musicale qui leur fait défaut. Enfin, il existe des individus qui, comprenant très-bien la justesse et l'harmonie des sons, ne sont point maîtres de la justesse de leur voix ; c'est qu'alors l'organe vocal se refuse à suivre la direction que cherche à lui donner l'oreille. Cette circonstance dépend quelquefois d'un gonflement ou d'un ulcère de la muqueuse du larynx.

Lorsque la fausseté de la voix dépend de ce que l'oreille n'est point habituée à isoler nettement les notes de la gamme, on arrive à rectifier ce défaut en faisant exécuter longtemps des gammes, avec l'aide d'un piano ou de tout autre instrument. On continue cet exercice jusqu'à ce que les sons de la voix et ceux de l'instrument soient tout à fait à l'unisson. Le succès peut se faire attendre, mais il n'est pas douteux ; il ne faut que de la patience.

A un point de vue général, chanter c'est vivre, c'est aimer; car tout ce qui existe sur la terre a une voix pour exprimer son plaisir et sa douleur, et surtout pour manifester cette grande passion qui perpétue les êtres : l'AMOUR ! Aussi existe-il un rapport intime entre les organes de la voix et les organes de la génération; leur développement est simultané et leur révolution commune. Plus étendue, plus douce que toutes les voix connues, plus harmonieuse que la harpe et la lyre, plus tendre que la flûte, plus suave que le violon, la voix de femme surpasse celle de tous les instruments, qui ne semblent faits que pour l'accompagner; de tous les instruments, la voix humaine est celui qui fait le plus facilement mouvoir les puissances de l'âme, qui exalte la sensibilité, allume les passions et porte l'amour jusqu'au délire. Chanter avec expression dénote une certaine délicatesse d'organes et de sentiment, ce qui a fait dire que l'union du chant et de la sensibilité était tellement étroite, qu'il n'exista jamais une bonne chanteuse sans âme. Le système pulmonaire de la chanteuse est d'une richesse remarquable, les mouvements de la respiration sont larges et soutenus, l'oxygénation du sang se fait avec une activité, une énergie telles, que la chanteuse, pendant l'exercice de son art, se pénètre de feu, de vie et d'amour.

« Les chanteurs, a dit le divin Homère, doivent être
honorés et respectés de tous les hommes qui vivent
sur la terre. La muse qui enseigne l'harmonie chérit
la race des musiciens. » — « La voix est la fleur de
la beauté, » disait l'austère Zénon, et Socrate répé-
tait « que le chant était le feu de l'âme. »

Si les anciens ont fait l'apologie des chanteurs, les
modernes ne sont pas restés en arrière, et je doute
que les chanteuses fussent plus aimées, plus fêtées
dans Rome ancienne qu'à Paris !

On a dit que l'étude de la danse rendait impossible
l'étude du chant, et que l'un de ces arts excluait
l'autre. Cela est strictement vrai pour les sujets
qu'on exerce, dès l'âge tendre, à la gymnastique du
ballet. Mais il est une gymnastique moins violente et
moins continue, une gymnastique de poses, de mouvements et de pas harmonieux, à laquelle tout acteur indistinctement devrait se livrer. Cette gymnastique ne nuirait en rien à la voix, et serait d'un
grand secours au chanteur ; car, soit dit en passant,
la plupart des artistes qui brillent sur nos théâtres ou
dans nos salons, par la flexibilité de leur gosier,
sont loin de briller par une mimique agréable ; beaucoup sont affligés de gestes aigus, de mouvements
saccadés, de poses anguleuses, etc. ; ce qui est loin
d'augmenter leur mérite. Or, une chanteuse qui
posséderait assez de danse pour l'adapter à son rôle,
ferait une heureuse innovation. Une foule d'auteurs

s'empresseraient de composer tout exprès pour elle, des pièces où se trouveraient délicieusement intercalés quelques pas gracieux, quelques poses ravissantes. Oh! sans doute, cette chanteuse-là obtiendrait un immense succès. Non-seulement elle provoquerait des bravos, des salves, des tonnerres d'applaudissements, des pluies de couronnes; mais, pour peu qu'elle fût jolie, le public, dans son délirant enthousiasme, la porterait en triomphe, la déifierait!

Qui de vous la première, ô charmantes artistes, tentera l'innovation? Osez, un autel vons attend!

SECTION VI.

DU CHANT CHEZ LES ANIMAUX.

Les oiseaux sont les seuls qui, à proprement parler, jouissent de cette faculté. Beaucoup, parmi eux, restent muets ou ne poussent que des piaulements plus ou moins désagréables; mais il en est d'autres, en revanche, qui nous charment par la variété de leurs chants et leurs sons mélodieux. Il existe quelques oiseaux assez favorisés pour parcourir deux octaves : le rossignol, par exemple, ce roi des musiciens ailés, dont le gosier flexible se prête à toutes les modulations. Pendant la saison des beaux jours, quel promeneur ne s'est pas arrêté aux doux accents du rossignol, alors qu'il chante ses amours? Chants si purs, notes si élégamment filées, qui tantôt naissent flûtées et timides, s'élèvent peu à peu, se déroulent en gammes brillantes, partent en jets rapides; tantôt s'arrêtent et meurent sur une délicieuse roulade, puis tout à coup renaissent plus suaves, plus enivrants, comme pour charmer de leurs mélodies les mystérieuses nuits du printemps.

La voix, chez les oiseaux, est produite par deux glottes latérales, venant s'ouvrir dans un seul larynx; c'est à ce mécanisme qu'ils doivent la force de leur chant. Si l'on paralyse une des glottes par la section des nerfs qui l'animent, le son perd la moitié de sa force.

Une foule d'autres animaux, sans avoir un aussi brillant ramage que celui du rossignol, possèdent néanmoins des notes que nous aimons à entendre. — La fauvette, la gorge-noire, ont un chant fort agréable. — Le serin, la linotte, le chardonneret, l'alouette, le gai pinson, le loriot, le pouillot, etc., méritent mention honorable. — Le merle, la grive, l'étourneau, sont des chanteurs distingués. — Le *turdus polyglottus* ou moqueur d'Amérique, s'est rendu célèbre par la facilité avec laquelle il imite le chant de tous les oiseaux qu'il entend.

Une circonstance digne de remarque, c'est que les oiseaux chanteurs ne sont point aptes à parler, hormis le sansonnet et la calendre. Les oiseaux parleurs se trouvent parmi ceux qui n'ont qu'un cri plus ou moins désagréable, tels que le perroquet, le corbeau, la pie, le geai, etc.

Dans le règne animal, la voix appartient seulement aux êtres qui possèdent l'organe pulmonaire ; ceux qui en sont privés ne font entendre, comme nous l'avons déjà dit, que des bruits produits par un vibrateur. Ces bruits ont pour but, soit le rapprochement des sexes à l'époque des amours, soit la défense et l'attaque, comme pour arrêter un ennemi ou pour effrayer une victime et en faire sa proie; soit enfin, pour appeler du secours au moment du danger. Tous les êtres en général, depuis les plus grands jusqu'aux plus petits, ont un moyen de prouver leur existence, de s'attirer ou de se fuir, de se rassembler, de se disperser lorsque le cas l'exige. Et toutes ces voix, tous ces bruits qui se confondent dans l'air, sous l'herbe et au fond des eaux sont autant de signes par lesquels la nature manifeste sa puissance et sa vie; car, malgré sa verdure et ses fleurs, la terre paraîtrait triste à l'homme s'il n'entendait le frémissement des brises qui caressent le feuillage, le murmure des ruisseaux, le bourdonnement des insectes, les joyeux chants des oiseaux. Ce sont ces voix, ces bruits qui animent les campagnes, et qui, mêlés entre eux, forment ces mélodies éternelles, ces sublimes concerts que tous les êtres semblent adresser aux cieux.

CHAPITRE V.

PRÉCEPTES GÉNÉRAUX CONCERNANT LA GYMNASTIQUE DES ORGANES VOCAUX.

La gymnastique vocale porte une heureuse influence sur les organes de la poitrine ; elle les développe, les fortifie, les rend moins sujets à la fatigue et favorise les fonctions circulatoires et nutritives. Aussi, les médecins gymnasiarques ordonnent-ils la déclamation et le chant comme complément de la gymnastique musculaire.

Une voix belle naturellement gagne et se perfectionne par des exercices de chant, de même qu'une voix dure, aigre, désagréable, est avantageusement modifiée par la gymnastique vocale. Mais il faut dire aussi que les études mal ordonnées et les exercices trop longtemps soutenus peuvent détériorer les organes vocaux et donner naissance à des affections plus ou moins graves, telles qu'irritations des bronches et du larynx, enrouement, aphonie, etc ; et lorsque le chanteur y est prédisposé, l'abus du chant peut développer l'inflammation du poumon, des crachements de sang, la phthisie-laryngée, quelquefois l'apoplexie!... Le moyen le plus sûr d'éviter ces graves accidents, est de laisser en repos l'organe vocal aussitôt qu'il commence à se fatiguer. Une chose non moins essentielle à observer pendant la déclamation ou le chant, c'est la liberté du cou et de la poitrine ; l'expérience a démontré que la cravate et le corset étaient nuisibles par leur compression ; que la voix perdait de son étendue, de sa flexibilité lorsque le cou et la poitrine étaient gênés.

La gymnastique vocale embrasse les divers exercices du poumon, de la glotte, de la langue et des lèvres, appliquée à la conversation, à la lecture, à la déclamation et au chant.

La fonction pulmonaire relative à l'inspiration et à l'expiration doit être développée et régularisée par une gymnastique en rapport avec les forces du sujet. Nous décrirons exactement, dans le chapitre consacré aux études vocales, la meilleure manière d'exercer le poumon à se remplir peu à peu d'une grande quantité d'air, et de le laisser écouler insensiblement; nous nous bornons ici à faire observer combien il est nécessaire, pendant la lecture à haute voix et la déclamation, de s'habituer graduellement à soutenir de longues périodes et à les débiter, sans reprendre la respiration à contre-temps. — De même, dans les exercices du chant, on doit ménager le souffle, l'augmenter, le diminuer, selon les exigences, et toujours avoir une provision d'air en réserve. On ne doit arriver que progressivement aux notes élevées, et ne pas insister si la voix ne les rend qu'avec peine; car nous venons de dire que des efforts répétés fatiguaient les organes vocaux et pouvaient causer des accidents. On cessera donc le matin pour reprendre le soir, ou le soir pour recommencer le lendemain. Cette gymnastique développe le poumon, active la circulation, accroît les forces musculaires du larynx, entretient l'élasticité des cordes vocales et rend le sujet maître de sa respiration. Dès lors, plus d'obstacles pour lui; il peut, sans fatigues ni efforts, triompher de toutes les difficultés.

La conversation, comme exercice le plus fréquent, le plus soutenu, devait être aussi le moins fatiguant. Les hygiénistes conseillent, après le repas, la conversation assaisonnée de gaieté, comme propre à faciliter la digestion. En effet, une conversation légère, amusante, fait naître d'agréables distractions, amène la joie et favorise le jeu de tous les organes. Une conversation douce et tranquille peut se continuer longtemps, sans fatigue, à cause des repos nécessaires qui s'y interposent; on ne doit, au contraire, jamais prolonger une conversation animée, car elle met en jeu le cerveau dont l'action sur l'organisme produit une véritable excitation; cette excitation, plus ou moins forte, réagit sur toute l'économie, et, si elle se prolonge, ne tarde pas à fatiguer l'individu. L'habitude de causer avec les personnes qui sont affligées d'une mauvaise prononciation est presque toujours funeste, surtout à la jeunesse, qui se laisse très-facilement contagionner par l'exemple. On évitera donc de laisser journellement ensemble les enfants qui possèdent une bonne accentuation avec ceux qui l'ont vicieuse ; car ceux-là ne tarderaient point à prendre le défaut des autres.

La lecture à haute voix, comme nous l'entendons, exige trois conditions principales :

1º Une articulation et une accentuation pures ;

2º Des notions de grammaire ;

3º L'expression et le sentiment, c'est-à-dire savoir imprimer à la voix les diverses intonations que le sujet comporte.

Une *articulation* conforme aux règles établies est une des beautés du langage parlé. L'articulation des mots se perfectionne par l'exercice ; il ne s'agit que d'apprendre sous un bon maître et d'avoir commencé avec des personnes qui possèdent une belle prononciation.

Les *notions grammaticales* apprennent à débiter correctement, c'est-à-dire à bien prononcer les mots, selon l'accentuation des voyelles et le redoublement des consonnes ; à faire sentir les longues et les brèves de certains mots, à se conformer, enfin, aux règles de la prosodie. Les liaisons seront faites convenablement et sans affectation. Pendant la lecture qui ne doit marcher ni trop lentement ni trop vite, il est essentiel de bien marquer les repos indiqués par la ponctuation. Ces repos ont l'avantage d'aider à la respiration, d'isoler les phrases incidentes, et d'empêcher de confondre le sens d'une phrase avec celui d'une autre.

Quant à la troisième condition, qui demande un *esprit assez développé,* elle ne s'acquiert qu'avec l'âge et l'étude. En effet, un bon lecteur, de même que l'artiste dramatique, doit parfaitement saisir la pensée de l'auteur et donner à sa voix toutes les inflexions exigées par les différentes scènes qui se déroulent dans le morceau qu'il lit; il doit élever le ton de sa voix, le modérer, l'assouplir, c'est-à-dire attaquer vigoureusement les phrases qui rendent une pensée forte; débiter légèrement et avec douceur celles qui expriment une pensée tendre ou langoureuse. Le lecteur doit, en outre, avoir l'oreille sensible à l'harmonie des sons, afin de suppléer aux imperfections du langage et de la rédaction qu'il débite; afin de modifier les liaisons trop rudes et les hiatus désagréables; il évitera le choc de certaines consonnes qui tombent sur une voyelle comme le marteau sur l'enclume; enfin, il rendra, par tous les moyens possibles, sa lecture facile et harmonieuse à l'oreille de ses auditeurs.

DÉCLAMATION. — La déclamation est un mode spécial de langage qui, par les diverses intonations de la voix dépeint nos plaisirs, nos souffrances, nos besoins et toutes les passions dont nous sommes agités. Le but de cet art précieux est de nous mettre en rapport intime avec ceux qui nous écoutent, en développant en eux les mêmes sentiments, les mêmes passions.

La voix de la déclamation se rapproche du cri par ses éclats; du chant par le rhythme et la résonnance des sons; enfin de la voix parlée par son articulation. Ce langage est propre à l'homme sauvage et à l'homme civilisé; le Scythe qui portait des offres de paix ou de guerre, mettait dans son débit autant de chaleur et d'énergie que le Romain le plus versé dans l'art oratoire. — Le débit pompeux de la déclamation convient dans les grandes circonstances; il inculque profondément, dans l'esprit des auditeurs, les convictions de l'orateur; mais il faut prendre garde d'en abuser, parce qu'alors la déclamation cesse d'être naturelle et tombe dans l'enflure.

Les Grecs, ce peuple privilégié par son organisation physique et la position topographique du pays qu'il occupait, offrirent le modèle d'une langue qui n'a point eue de rivale. Tout concourait, chez les Grecs, au perfectionnement de la langue : poëtes, orateurs, comédiens, s'exerçaient à une prononciation pure; les militaires et le peuple même se livraient chaque jour à cet exercice. Des gymnases étaient ouverts où des professeurs, nommés *phonasques*, enseignaient l'art de la parole; ils habituaient leurs nombreux élèves à passer, sans effort, des tons les plus graves aux tons les plus aigus. On y enseignait, surtout, un genre de déclamation, en forme de récitatif à intonations variées, et du plus grand effet pour soulever les passions de la multitude; nous ajouterons qu'on y apprenait même à rire et à pleurer avec grâce. Il résulta, de cet enseignement général, que la langue grecque devint la langue universelle; qu'elle fut la plus riche, la plus harmonieuse des langues du monde, et qu'elle s'est conservée presque intacte jusqu'à nos jours, c'est-à-dire pendant trois mille cinq cents ans !

La plupart de nos orateurs modernes n'accordent qu'une faible attention à l'accentuation et à l'expression de leurs discours, deux conditions importantes des effets oratoires. Fort peu d'entre eux se donnent la peine de s'exercer à la déclamation; qu'ils se rappellent donc que Démosthène prit des leçons de l'acteur Latyras, et que Cicéron eut pour professeur le comédien Roscius. Aujourd'hui la plupart des hommes qui parlent en public débitent sans intonation ni couleur; et beaucoup, parmi eux, blessent nos oreilles de leur accentuation vicieuse. La source de cette grave imperfection se trouve naturellement dans l'inadvertance des professeurs et l'incurie des parents à l'égard des vices de prononciation de leurs enfants; il résulte de cet état de choses que la langue française, déjà si peu harmonieuse, s'assourdit chaque jour de plus en plus.

La déclamation a été divisée en théâtrale, oratoire et naturelle. Nous ne nous occuperons point des deux premières: il existe des ouvrages spéciaux· où ces deux genres sont traités de main de maître.

La déclamation naturelle ou familière est celle qui donne de la grâce, de l'énergie, du feu au discours ou à la narration dans le langage familier. Elle exige les trois conditions dont nous avons parlé pour la lecture à haute voix, mais à un degré plus élevé; elle réclame aussi l'art d'allier le geste à la parole.

De tous les exercices vocaux, la déclamation est celui qui contribue le plus à rendre l'articulation correcte et la parole facile. Depuis Démosthène, qui, la bouche remplie de cailloux, s'exerçait à la déclamation, au bruit des vagues écumantes, jusqu'au célèbre comédien Poisson, qui usa du même moyen contre une difficulté de prononciation, une foule d'orateurs ont dû la beauté de leur organe à des exercices de gymnastique vocale. *La nature fait les poëtes et l'art les orateurs,* est un axiome plein de vérité. On devrait donc habituer de bonne heure la jeunesse à la déclamation, non dans l'unique but de faire des orateurs, mais pour faciliter, pour former l'élocution et faire sentir vivement les points saillants du discours : car, pour bien parler, il est utile d'avoir pratiqué la déclamation, ou du moins d'en connaître les règles. Tout le monde sait qu'un récit empreint de tristesse ne doit pas être débité sur le même ton qu'un récit pétillant de gaieté ; un discours qui s'élève au sublime, comme une narration vulgaire ; on le sait, et cependant on ne donne qu'imparfaitement à ces différents genres, le son propre qui leur convient. Nous sommes tous les jours témoins de ce contre-sens capital, parce que, jugées seulement utiles pour les personnes qui se destinent à la tribune ou au théâtre, les études de déclamation sont généralement négligées. C'est un grand tort : la déclamation est au discours ce que l'âme est au corps ; sans elle point d'entraînement complet, point de ces grands effets d'éloquence sur les masses. Prenez un beau discours, un morceau d'éloquence qui, par ses magnificences littéraires et la sublimité des idées, doit entraîner l'auditoire, et faites-le prononcer par vingt personnes différentes, peut-être ne s'en trouvera-t-il pas une qui le débitera convenablement. Cela est si vrai, qu'une prodigieuse quantité de professeurs, d'orateurs et surtout de prédicateurs, fort éloquents, d'ailleurs, font bâiller et endorment leur auditoire, en débitant sans cesse, sur un ton monotone éminemment soporifique. Or, tel discours qui, débité d'une voix pleine et sonore, aurait enlevé aujourd'hui l'auditoire, sera demain entendu avec une complète indifférence, s'il est prononcé par un organe désagréable et sans énergie. Ceci ferait penser que l'auditeur est peut-être plus ébranlé par le son des mots que par leur sens. Plutarque rapporte que Cicéron, défendant Ligarius devant César, remua si puissamment l'âme du dictateur que les pièces de l'accusation lui échappèrent des mains. J'ai lu attentivement ce plaidoyer, qui n'offre rien d'extraordinaire, et je soupçonne que Cicéron dut son succès aux sept ou huit questions faites coup sur coup à Tubéron, l'accusateur. Remarquez aussi qu'en impliquant l'accusateur lui-même dans l'affaire, l'orateur l'accablait de questions pressantes et rudement accentuées. Cicéron avait la voix forte et sonore; César était nerveux et très-impressionnable; il n'en faut pas davantage pour expliquer le succès de la défense.

Un fait constant s'observe dans la voix, qui tend toujours à s'élever pendant le discours et à descendre, au contraire, dans le débit d'un morceau de chant. Ce fut pour obvier à cet inconvénient que le chanteur Timothée fabriqua un diapason sur lequel il réglait sa voix, lorsqu'elle baissait. L'un des Gracchus, parlant à la tribune, avait toujours derrière lui un joueur de flûte qui lui donnait le ton, lorsque, dans le feu du discours, sa voix s'était trop élevée.

Les passions fougueuses, les grands mouvements

de l'âme nécessitent une manifestation énergique, des explosions de voix calculées sur la force de l'idée, et des gestes en harmonie avec la véhémence des expressions. Au contraire, les passions tendres, langoureuses, exigent autant de simplicité et de douceur dans le geste que dans le son vocal. Les gestes, l'accent, le ton, les divers mouvements du visage doivent être déterminés par le sentiment, et se trouver en accord parfait avec le sens du sujet. De leur parfaite harmonie avec le langage parlé résulte la bonne, la vraie déclamation. Néanmoins, il faut être sobre de cette énergique expression de sentiments, et n'en faire usage que dans des circonstances tout à fait opportunes. Il serait ridicule d'observer, dans la narration ordinaire ou dans le style familier, les règles de la déclamation; il y aurait alors affectation. L'effet produit sur l'auditoire serait contraire à celui qu'on attend; car la déclamation affectée ou hors de saison est une véritable caricature.

L'art de la parole, de même que celui du chant, est fondé sur la distribution convenable des mouvements et des sons. Les accents sont les longues et les brèves du discours; ils correspondent aux notes noires et aux croches; la combinaison des accents forme les différents mètres, comme celle des notes forme les mesures. Dans le discours, de même qu'en musique, les temps et mouvements sont plus lents ou plus accélérés, selon qu'on s'arrête plus ou moins sur chaque syllabe ou sur chaque note. On doit donc, dans la déclamation, faire sentir les *accents de pensées,* c'est-à-dire les divers degrés d'élévation et d'abaissement de la passion. Les accents de pensées existent aussi bien que les accents de mots ; la preuve de leur existence se manifeste lorsque nous disons un *accent colère,* un *accent dédaigneux, tendre, amoureux,* etc., pour indiquer l'intonation de la voix occasionnée par ces sentiments.

L'emploi, bien dirigé, des *accents de pensée,* constitue cette partie de la rhétorique nommée *prononciation appliquée,* qui apprend à régler l'intonation de la voix de façon à ne laisser aucune équivoque sur le vrai sens de la phrase. Nous engageons l'artiste et l'orateur à bien se pénétrer de cette vérité.

La haute importance d'une articulation pure et d'une accentuation bien sentie ressort parfaitement dans les lignes suivantes, dues à la plume du professeur Londe :

« On peut, en entendant lire ou déclamer une personne, évaluer la somme des forces sensitives dont elle est pourvue. Le ton de la voix suffit quelquefois seul pour indiquer jusqu'à quel point cette personne est susceptible de percevoir les sentiments exprimés dans un ouvrage, et le physiologiste doué d'un certain tact se trompe rarement dans les jugements qu'il porte à ce sujet. Prêtez l'oreille aux lectures faites par une femme supérieure, dont l'organisation délicate ne semble composée que d'épanouissements nerveux, et chez laquelle une culture presque continuelle de l'esprit, jointe à l'étude des beaux-arts, aura puissamment ajouté à tous les dons d'une nature libérale envers elle; vous comprendrez qu'il est difficile d'exprimer à quel degré elle développe, en lisant, tous les ressorts d'une sensibilité exquise, avec quel art inimitable elle conduit sa voix, et surtout avec quel prestige elle entraîne et subjugue l'attention de ses auditeurs. Sa sensibilité, devenue plus expansive lorsque dans les passages empreints d'une teinte mélancolique, elle se laisse aller aux élans du sentiment qui la domine, semble aller chercher l'âme de ceux qui l'écoutent et en pénétrer tous les replis. On dirait que, pendant de telles lectures, toutes les facultés sentantes viennent reporter aux organes de la voix les impressions éprouvées par les sens internes, afin qu'elles soient répandues avec plus de libéralité. Quel homme résista toujours aux atteintes de cette puissance électrique! Quel sage peut se flatter de n'avoir jamais été entraîné par les efforts de cette aimable séduction, que dirigent pourtant seuls le bon goût et le sentiment?

Le Chant est de tous les exercices de la voix celui qui exige le plus d'efforts, de persévérance et surtout de prudence; car l'abus du chant peut, ainsi que nous l'avons dit, causer de graves accidents. Les exercices qui constituent la gymnastique vocale ont été décrits dans un chapitre de cet ouvrage ; nous ajouterons seulement que la force et la durée des exercices doivent être mesurées sur la constitution et la force pulmonaire du sujet. On doit aussi tenir compte de ces oscillations de la santé qui font qu'on est aujourd'hui mal disposé, état éphémère qui ne laisse aucune trace le lendemain. On doit respecter, surtout chez les femmes, certaines dispositions de l'organisme, peu favorables aux exercices du chant, et ne jamais fatiguer les organes vocaux pendant les époques mensuelles, hormis ces cas la gymnastique vocale ne peut que produire de bons effets.

Au début des études vocales, le chanteur s'exercera très-modérément et cessera au bout de huit à dix minutes. Après s'être reposé pendant un quart d'heure ou une demi-heure, il reprendra ses exercices, dont la durée sera également de huit à dix minutes. Ce point est essentiel, car la fatigue des organes vocaux est à redouter, elle épuise les forces et casse la voix. En opérant ainsi avec des intervalles de repos et de travail, le chanteur peut s'exercer, chaque jour, pendant trois quarts d'heure à une heure. Au bout de six mois d'études, lorsque la poitrine et le larynx se sont habitués à la gymnastique vocale, on peut augmenter le temps du travail et le porter jusqu'à deux heures par jour, en ayant toujours soin de placer des repos entre chaque demi-heure d'exercice.

Les exercices doivent être faits en voix pleine, parce qu'il est plus facile de comprimer la voix que de la développer. Dès que la voix de poitrine sera bien développée, on passera à la voix de tête, et l'on s'exercera alternativement à passer d'une voix à l'autre, en rendant ce passage imperceptible. Les sons devront toujours être attaqués nettement, et l'intonation restera parfaite pendant la durée du son, c'est-à-dire que la force, la douceur, la valeur des notes et le timbre devront toujours se soutenir également. Enfin la gymnastique du chant embrassera les divers exercices dans les timbres, les registres, les modes, les rhythmes, les agréments, les ornements, etc., en un mot tous les ouvrages propres à perfectionner l'instrument vocal.

CHAPITRE VI.

MUSIQUE VOCALE. — ART DU CHANT. — GÉNÉRALITÉS SUR L'ÉTUDE ET L'ENSEIGNEMENT DE L'ART.

OBSERVATIONS RELATIVES AUX MAITRÉS ET AUX ÉLÈVES SE DESTINANT A LA SCÈNE.

L'art vocal embrasse : 1º le solfége et le mécanisme des sons ; 2º la vocalise ; 3º le chant proprement dit.

LE SOLFÉGE est la lecture des intonations et des durées en nommant les notes. Le solfége est à la voix chantée, ce que l'articulation des mots est à la voix parlée. Pour bien lire, il faut connaître la valeur phonique des lettres et leur accentuation ; il faut s'être exercé à bien articuler les syllabes, à bien prononcer les mots selon leur prosodie : il faut enfin débiter correctement la phrase, en s'arrêtant aux pauses indiquées par la ponctuation. De même, pour bien chanter, il est indispensable de s'être familia-risé avec les sons propres à chaque note ; de connaître les signes musicaux qui indiquent les valeurs de temps, de durée, de mouvements, ainsi que les divers degrés de vibration, c'est-à-dire de force, de faiblesse et d'impulsion. Le solfége est donc l'étude élémentaire de la musique, celle qui apprend à lire correctement la note écrite; c'est l'alpha de l'éducation musicale.

Le *mécanisme des sons*, dont nous avons donné un aperçu dans le chapitre Ier, ne peut s'apprendre à fond que dans un traité de physiologie humaine. Nous croyons que la connaissance physiologique des organes vocaux est nécessaire à un professeur de chant, parce qu'en éclairant ses élèves sur la mécanique des sons, il leur aplanira une foule d'obstacles.

L'enseignement du chant exige un professeur versé dans son art et possédant, autant que possible, une voix de même genre que celle de son élève; il doit surtout enseigner par l'exemple, attendu que l'enseignement vocal, avec le secours d'un seul instrument quelconque, est toujours défectueux. Ainsi, les classes de *ténors*, de *soprano*, seront tenues par des professeurs à voix équivalentes; les classes de *basse*, de *contralto*, par des professeurs à voix analogues. Cela est d'autant plus naturel, qu'il faut que le maître démontre pratiquement à son élève le mécanisme du chant, et qu'il répète la leçon jusqu'à ce que l'élève l'ait parfaitement saisie et exécutée.

Pose du son. — Le premier exercice des études

matérielles du chant est la pose ou émission du son
à l'orifice de la glotte. Cette pose, nous l'avons dit
plus haut, dépend de l'action des poumons et des
muscles laryngés, de la vibration des cordes vocales,
du placement de la langue et de l'ouverture de la
bouche. L'émission du son, selon l'art, s'exécute
ainsi : la langue est abaissée contre le plancher de
la bouche, le voile du palais doit être médiocrement
soulevé et ses piliers écartés à leur base ; la bouche
sera assez ouverte pour que l'émission s'accomplisse
en toute liberté. La pose du son doit être franche,
nette, exempte de toute hésitation ; on l'obtient par
une poussée d'air arrivant à la glotte vivement et
avec précision ; lorsque la poussée d'air est traînante, la pose du son est molle ; c'est ce qu'on doit
éviter. Dans les sons aigus, le larynx monte, la glotte
se resserre et les cordes vocales se tendent : l'air
accumulé dans les cavités bronchiques et laryngien-
nes peut être poussé contre les parois de la glotte
sans aucune perte ; alors le son s'échappe au maximum de vibrations. Dans les sons graves, le larynx
descend, la glotte s'ouvre, les cordes se relâchent,
et l'air s'écoulant sans rencontrer d'obstacles, la vibration se fait à son minimum.

La pose du son étant obtenue dans toute sa pureté,
il reste encore à donner au son la force et les diverses nuances dont il est susceptible. Quatre exercices sont proposés pour arriver à ce but, et cha-

6.

que exercice est indiqué par un signe musical.

1° $\downarrow$ ——— Attaquer franchement le son par un fort coup de glotte, puis le laisser s'éteindre peu à peu.

2° ——— $\downarrow$ Pratiquer l'inverse ; c'est-à-dire frapper la note faiblement et la porter à son apogée de force.

3° ——— $\downarrow$ ——— Faire naître le son très-faible d'abord, l'enfler peu à peu jusqu'à sa plus grande force, puis le diminuer insensiblement et le laisser mourir ; c'est ce qu'on appelle *son filé*.

4° Opérer, par des petits coups de glotte à temps égaux, l'exercice qu'on a nommé le *martelle-ment*.

Coup de glotte. — On entend, par ces mots, l'écartement instantané des lèvres de la glotte, pour donner un passage brusque à la poussée d'air. Le coup de glotte doit se préparer et s'effectuer ainsi : la langue est abaissée, immobile ; le voile du palais est relevé et ses piliers sont écartés ; le poumon a fait provision d'air, le tuyau vocal reste ouvert dans toute sa longueur. Lorsque les choses sont ainsi dis-posées, on ferme les lèvres de la glotte pour mettre obstacle à l'air venant du poumon, puis on opère simultanément la poussée d'air et l'écartement des lèvres de la glotte, par un petit coup sec, semblable à celui que font les lèvres dans l'articulation du P.

Lorsque l'élève a bien compris le mécanisme des sons, il passe à l'exercice des *gammes* et des *sons filés* qui sont la base de l'édifice du chant. Les professeurs de toutes les écoles sont unanimes sur la nécessité de l'étude des *gammes*, *arpéges*, *sons filés*, etc., pour arriver à une bonne vocalise.

Des gammes. — Elles sont de deux sortes : les gammes *diatoniques*, marchant par tons et demi-tons et les gammes *chromatiques*, entièrement composées de demi-tons. Les exercices sur les gammes peuvent se réduire à six :

1º Des gammes simples, unies et bien soutenues, en donnant au souffle toute son étendue;

2º Des gammes bien martelées, d'abord lentement, puis vivement, dans toute l'étendue de la voix;

3º Des gammes avec trilles;

4º Des gammes par tierces, sixtes et octaves;

5º Des gammes chromatiques en montant et en descendant, d'abord martelées, puis coulées;

6º Enfin, les mêmes gammes, avec un trille sur une ou plusieurs des notes.

Les gammes et les arpéges étant reconnues la base des études vocales, on ne saurait trop faire répéter à l'élève les mille exercices de gammes ascendantes, descendantes, fractionnées, réfléchies, brisées, cadencées, lentes, rapides, etc. ; car c'est le seul moyen de donner à la voix cette agilité et cette souplesse qui lui aplanit les obstacles et la rend propre à l'exécution des passages les plus difficiles.

Sons filés. — Filer un son, c'est commencer la note le plus piano possible, l'enfler peu à peu, monter jusqu'à ce qu'elle soit arrivée à son plus haut degré de vibration; puis, sans aucune interruption, redescendre, en suivant la même route, jusqu'à ce qu'elle soit insensiblement revenue à son point de départ.

L'exercice des *gammes* et des *sons filés* a le double avantage de rendre la voix juste et flexible. Les plus grands maîtres ont toujours conseillé cette méthode, et nous rappelons à l'élève qu'il vaut mieux aller moins vite et faire plus de progrès. Or, pour apprendre à chanter, il faut, comme dans tous les arts , commencer par les principes ; c'est la seule manière de réussir.

Dans l'étude des sons filés, on ne doit jamais sacrifier la douceur et la pureté à la force. Le son s'arrêtera donc au point culminant du crescendo, et sera ménagé pour qu'il ne se transforme pas en un cri désagréable , écueil contre lequel échouent beaucoup de chanteurs lorsqu'ils arrivent aux limites extrêmes de la vibration. « Il faut, comme le dit judicieusement M. Stéphen de la Madeleine, auteur d'une théorie du chant à laquelle nous empruntons plusieurs bonnes choses, il faut que le chanteur, en déguisant habilement les bornes de sa voix, paraisse toujours à son aise et que son fortissimo laisse pressentir encore des ressources cachées. »

Exercices variés. — Après les gammes et les sons filés, sur lesquels le maître doit tenir longtemps son élève, on passe aux divers exercices notés dans les Méthodes de chant. Parmi ces méthodes se range en première ligne celle de M. Garcia, éminent professeur qui a su aplanir les difficultés de l'art par une suite d'exercices habilement gradués, propres à pousser l'élève à de rapides progrès.

Alors les études se font sur des phrases, des traits entiers; toutes les notes de la voix sont mises au dehors, c'est-à-dire qu'un libre cours est donné à toutes les richesses vocales. On s'applique à effacer on à bien déguiser la nuance, ordinairement fort sensible, qui existe au passage d'un registre à l'autre, c'est-à-dire de la voix de poitrine à la voix de tête ; et c'est en travaillant sans cesse, c'est en martelant les notes qui forment les limites des deux registres qu'on arrive au but désiré.

Vocalise.— « Les vocalises, dit le professeur Garcia, sont des mélodies sans paroles, offrant à l'élève la réunion de toutes les difficultés du chant.» La vocalise comprend six exercices :

  1° L'attaque nette et vive du son ;

  2° Le soutien de la voix ;

3° La gymnastique des organes vocaux sur les voyelles, et particulièrement sur la voyelle A et sur la diphthongue OU, d'où résulte la voix blanche et la voix sombre ;

4° Le passage d'un registre à l'autre, sans différence sensible ;

5° L'exécution des agréments avec légèreté, goût et précision ;

6° La *phrase* musicale.

Les exercices de la vocalise doivent être progressifs et parcourir toutes les formes que peut affecter la mélodie dans les limites de la voix. L'élève abordera franchement toutes les difficultés de l'art, en commençant par les dégager de leur entourage plus ou moins difficile; il s'appliquera toujours à soutenir sa voix, c'est-à-dire à lui conserver l'égalité et la pureté dans la progression et décroissance des sons; il s'exercera aussi à *blanchir* et à *obscurcir* la note, selon les circonstances; à unir les registres en modifiant le timbre ; à exécuter les gammes de tous genres, les appogiatures, le portamento, les groupetti, les trilles, les mordants, les fioritures, etc. ; enfin à être constamment maître de sa respiration et de sa voix.

OBSERVATIONS RELATIVES AUX MAITRES ET AUX ÉLÈVES SE
DESTINANT A LA SCÈNE.

Les plus habiles professeurs de gymnastique vocale ont, avec raison, établi divers préceptes très-favorables à l'éducation musicale des chanteurs et cantatrices, dont voici l'exposé :

Le premier travail doit commencer vers l'âge de neuf à dix ans, et se continuer jusqu'à la mue de la voix, c'est-à-dire à l'âge de puberté. Ce premier travail embrasse l'étude du solfége et le développement de la voix. Le maître observera attentivement la voix de l'enfant, pour qu'il ne la force point et qu'il ne monte au-dessus ou ne descende au-dessous de sa portée.

Dès les premiers signes de la puberté, l'élève doit abandonner ses études vocales et se livrer à celles du piano; car cet instrument lui sera d'un grand secours dans ses travaux ultérieurs. Il pourra, en outre, profiter de ce temps pour apprendre la danse et les éléments de la pantomime. De fréquents exercices de mémoire et un cours de littérature théâtrale le mettront à même d'apprendre facilement son rôle et de le jouer avec goût.

Lorsque la voix revenue claire et assurée, annonce à l'élève qu'il a désormais traversé l'âge de la puberté, il doit reprendre ses études vocales et les poursuivre avec assiduité. C'est alors qu'un bon maître sait diriger son élève de manière à développer toutes les richesses de sa voix, et à lui rendre faciles toutes les difficultés de l'art. Enfin, quand l'élève a terminé son éducation musicale, il lui reste encore une autre étude très-essentielle, à laquelle il doit se livrer avec ardeur, c'est l'étude du geste et des divers mouvements au moyen desquels il devient tout à fait artiste.

SECTION II.

DES SIGNES PLACÉS SUR LES NOTES ET DÉSIGNÉS SOUS LE NOM COLLECTIF D'AGRÉMENTS.

Les agréments sont employés pour donner aux notes de la variété, du brillant et l'expression convenable; on en cite dix principaux :

Le détaché, — le coulé, — le staccato, — l'appogiature, — le brisé, — le portamento ou port-de-voix, — le groupetto, — le trille, — l'arpége et la fioriture.

Le *détaché* est représenté par des points allongés placés au-dessus des notes; ces points annoncent que les notes ne doivent pas être soutenues dans leur entière valeur et qu'il faut laisser de légers silences entre elles.

Le *coulé* s'indique par une courbe; toutes les notes coulées s'exécutent par une même émission.

Le *staccato* est une espèce de détaché sec et bref.

L'*appogiature* est une petite note placée devant la note principale, soit au-dessus, soit au-dessous. Lorsqu'elle se trouve au-dessus, la plus grande force du son doit se porter sur l'appogiature; c'est tout le contraire lorsqu'elle se trouve placée au-dessous.

Le *portamento* est une petite note qui transporte une partie du ton principal à un autre ton supérieur ou inférieur. Son exécution se fait par un coulé partant de la petite note pour passer à la note principale ou l'anticipant. Quand le portamento part d'en bas, on va du *faible* au *fort;* c'est le contraire quand il part d'en haut. La seule différence entre le portamento et l'appogiature consiste dans la distance : le premier se trouve immédiatement au-dessus ou au-dessous de la note principale, tandis que la seconde est toujours de plusieurs tons au-dessus ou au-dessous.

Le *groupetto* est la réunion de plusieurs petites notes reliées à la note principale, d'où elles tirent leur valeur.

Les *groupetti* sont devenus indispensables au chant large comme au chant léger; ils doivent donc être l'objet de fréquentes études, jusqu'à ce qu'enfin on puisse les exécuter correctement et avec vivacité; alors seulement ils sont d'un effet agréable.

Le *trille* se marque ainsi : *tr* ; il consiste dans l'é-mission alternative de deux notes à la distance d'un ton ou d'un demi-ton. Sa durée doit être égale à celle de la note sur laquelle il est placé. Les notes dont se compose le trille doivent se faire sentir également. On dit que le trille est parfait quand il commence par une ou deux notes auxiliaires et se termine par un groupetto. Le meilleur moyen de se familiariser avec le trille est de commencer par alterner les deux notes dont il se compose, d'abord doucement et dis-tinctement ; puis, en augmentant de vitesse jus-qu'à ce qu'on soit arrivé à sa parfaite exécution. Les trilles diffèrent entre eux par le mouvement : les uns s'exécutent avec une vitesse égale, les autres com-mencent lentement, augmentent peu à peu de viva-cité et marchent jusqu'à la fin avec une rapidité croissante. Il y a des trilles variés dont l'exécution est alternativement lente et rapide ; il y a des trilles chromatiques et enharmoniques, croissant et décrois-sant, qui montent et descendent, de coma en coma, par degrés insensibles.

Le *mordant* ou demi-trille, se marque ainsi ; il se fait par deux battements secs et rapides, avec la seconde supérieure de la note sur laquelle il est placé. Le mordant tient du groupetto et du trille.

L'*arpège*, du mot italien *arpa*, harpe, désigne l'é-mission successive des sons qui entrent dans la com-position d'un accord, c'est-à-dire qu'au lieu de les frapper simultanément on les rend les uns après les autres. *Arpéger*, c'est faire entendre successivement les notes de divers accords. Les arpèges variés sont d'excellents exercices pour faire acquérir à la voix de la souplesse et de l'agilité.

La *fioriture* est une série de petites notes d'agrément qu'on introduit après un point d'arrêt ou à la fin d'une phrase ; ce sont généralement des fractions de gammes par degrés conjoints, disjoints ou chromatiques plus ou moins longues, plus ou moins variées. Les fioritures n'ont point de valeur propre, dans la mesure ; elles s'exécutent lentement ou avec rapidité, selon l'expression générale du morceau ; comme elles appartiennent strictement *au style lié*, toute respiration est interdite pendant leur exécution ; c'est pourquoi le chanteur aura soin, avant de les attaquer, de faire une ample provision d'air qu'il ménagera proportionnellement à leur durée.

Il ne faut pas oublier que les notes d'agrément sont à la musique ce que les ornements sont à l'architecture ; elles relèvent la phrase musicale et la font ressortir davantage ; mais il est de toute nécessité qu'elles soient purement et délicatement exécutées.

TABLEAU DES AGRÉMENTS ET LEUR RAPPORT AVEC LES SENTIMENTS ET LES PASSIONS.

Coulé.

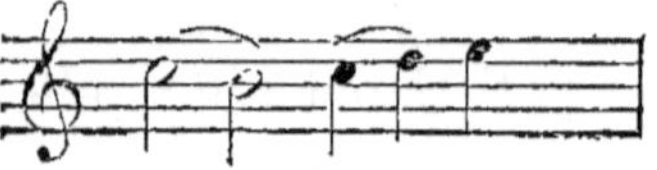

Douceur, tendresse, coquetterie.

Sons égaux.

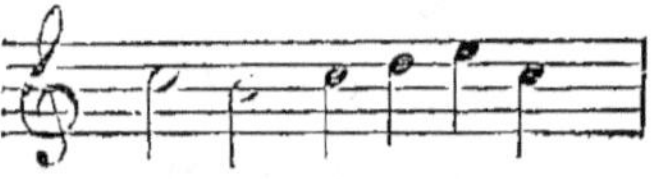

Ton soutenu ou ordinaire.

Détaché piqué.

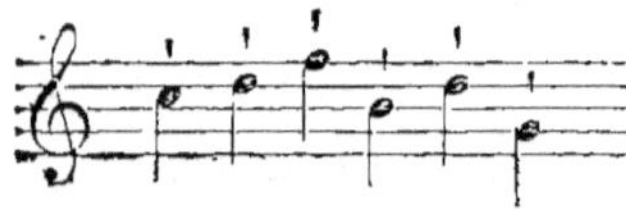

Ton fier, hardi, dur.

Petite note.

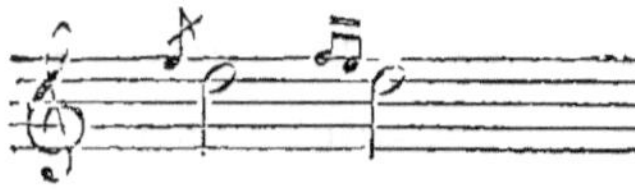

Naïveté, tendresse, timidité.

Groupetto.

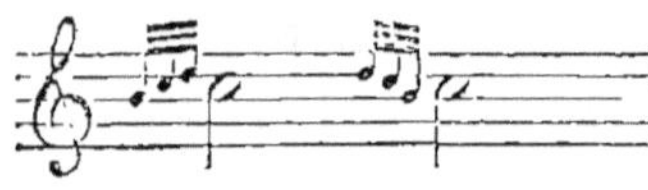

Gaîté, sentiment vif et léger.

Trille.

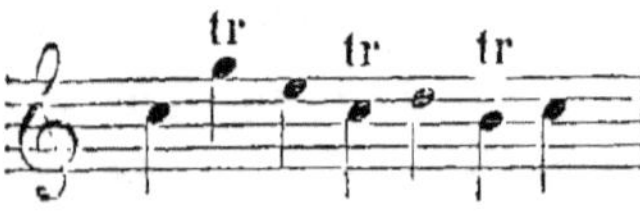

Gaîté folle, sentiments plus vifs.

Cadence perlée.

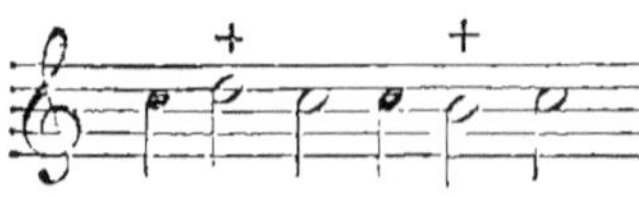

Propre aux sentiments vifs.

Cadence molle.

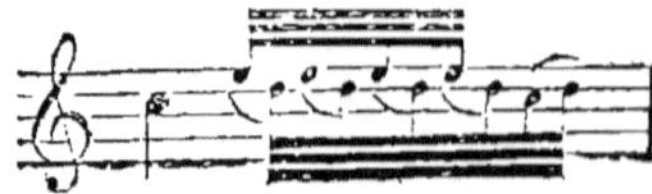

Propre aux sentiments tendres.

ROULADE PERLÉE.

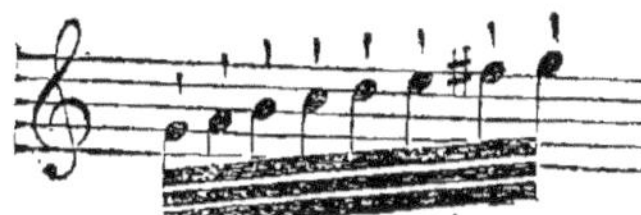

Élan des sentiments vifs ; et, en y joignant l'effort du diaphragme : Élan des passions fortes.

ROULADE MOLLE.

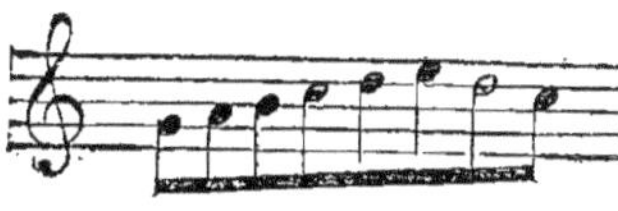

Élan des sentiments tendres

ACCENT.

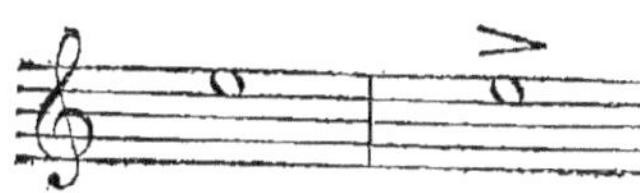

Augmentation d'un sentiment opéré sur la même note.

SON RENFORCÉ.

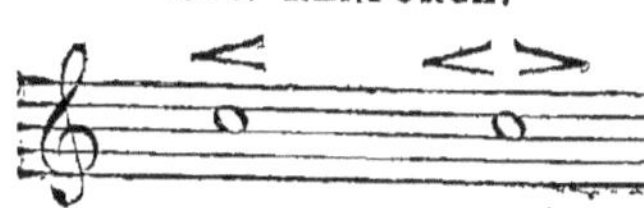

Préparation aux plaintes.

SON DIMINUÉ.

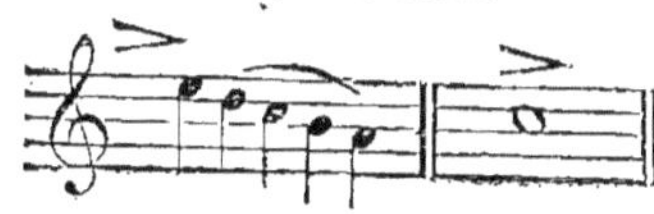

Suite de la plainte. Préparation aux ports de voix et aux cadences.

PORTS DE VOIX.

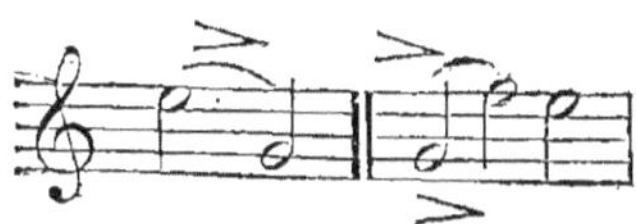

Ports de voix. Augmentation d'un sentiment. L'aigu est pour la force.

AUTRES PORTS DE VOIX.

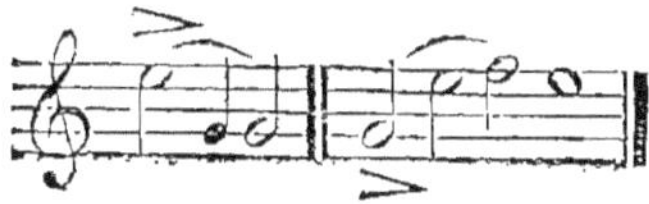

Variation, même intention.

SECTION III.

INDICATION DES MOUVEMENTS ET DES NUANCES USITÉS EN MUSIQUE.

En tête de tout morceau de musique ou de chant, on écrit le mouvement, et, comme dans tout morceau chaque phrase revêt sa couleur, on indique ces diverses *nuances* par des termes que l'usage a consacrés.

TERMES INDIQUANT LES MOUVEMENTS.

Italien.	Français.
Largo	Mouvement le plus lent.
Larghetto	Très-lent.
Adagio.	Un peu moins lent.
Lento.	Lent.
Andantino	Moins lent.
Andante	Encore moins lent.
Prestissimo.	Mouvement le plus rapide.
Presto	Très-vite.
Vivace.	Vif, animé.
Allegro.	Gai et vif.
Allegretto	Moins vif qu'allegro.
Allegramento.	Gaîment.
Agitato.	Agité, passionné.
Maëstoso.	Majestueux.
Moderato.	Modérément.
Lamentabile	Avec tristesse.

Amoroso . . . . . . Tendre, amoureux.
Scherzando . . . . . Enjoué.
Con espressione . . Avec expression.
Più moeso . . . . . Plus animé.
Assai; Molto . . . . Plus; beaucoup.
Con brio . . . . . . Avec bruit.
Tempo di marcia . . Mouvement de marche.
    Etc., etc.

INDICATION DES NUANCES.

Italien.	Français.

Mezzo-voce . . . . . A demi-voix.
Mezzo-forte . . . . . A demi-fort.
Piano-dolce . . . . . Doux. — Se marque P ou Dol.
Pianissimo . . . . . Très-doux. — Se marque PP.
Crescendo . . . . . . Enflez le son peu à peu. — Se marque <.
Decrescendo . . . . Diminuez peu à peu. — Se marque >. Quand ces deux signes sont réunis <>, cela signifie qu'il faut enfler et diminuer le son.
Rinforzando . . . . Renforcez le ton.
Smorzando . . . . . En mourant.
Legato . . . . Lié.
Forte . . . . Fort. — Se marque F.
Fortissimo . . . . . Très-fort. — Se marque FF.
Solo . . . . Seul.
Tutti . . . . Tous ensemble.
Volti subito . . . . Tournez de suite.
Da capo . . . . . . Reprenez au commencement.
Al segno . . . . . . Se marque ainsi : ⁘𝄋⁘ . — Ce signe renvoie au signe semblable, rencontré précédemment.

Les reprises se marquent par deux barres ||. Quand ces barres sont précédées de deux points, :||, il faut recommencer ce qui précède. Lorsque ces deux points sont après ||:, il faut recommencer la même reprise. Quand ces deux points sont avant et après :||:, on doit recommencer ce qui précède et ce qui suit.

CHAPITRE VII

DE LA RESPIRATION.

Nous avons déjà dit que la respiration jouait un rôle très-important dans l'exercice de la voix *déclamée* ou chantée ; quelques détails sont nécessaires pour éclairer le chanteur sur le mécanisme de cette fonction.

La respiration se compose de deux mouvements, l'un dit *inspirateur*, l'autre *expirateur*.

Pendant l'*inspiration*, l'air s'engouffre dans les poumons et remplit leurs vésicules aériennes ou bronchiques ; les muscles de la poitrine et du dos, que nous nous abstenons de désigner par leurs noms anatomiques, se contractent simultanément, les côtes s'élèvent et s'éloignent de l'axe thoracique ; le *diaphragme*, large muscle qui sépare la cavité de la poitrine de celle du ventre, s'abaisse et refoule inférieurement les viscères. La capacité de la poitrine

7.

se trouve ainsi augmentée d'un cinquième environ. L'air inspiré, après avoir séjourné quelques secondes dans le poumon, pour y opérer la conversion du *sang noir* ou veineux en *sang rouge* ou artériel, en est chassé par un mouvement expirateur. (Voyez au chap. X, *la Description des phénomènes chimiques de la respiration.*)

L'*expiration* s'effectue par le relâchement du diaphragme et des muscles élévateurs des côtes ; celles-ci reviennent à leur position naturelle en obéissant à leur propre élasticité. Les espaces intercostaux se rétrécissent, le diaphragme remonte et les parois de la poitrine, comprimant de tous côtés les poumons, les forcent à rejeter une partie de l'air qu'ils contiennent. Nous donnerons tout à l'heure les quantités d'air inspiré et expiré pendant chaque respiration.

Le muscle *diaphragme*, en se contractant, contribue tout spécialement à augmenter la capacité de la poitrine, pendant l'inspiration. Sa face supérieure, qui est convexe pendant le repos, s'aplatit lorsqu'il se contracte, et refoule en bas les viscères abdominaux. Dès que le diaphragme cesse d'agir, ces viscères reviennent à leur place et le ventre s'affaisse. Dans la respiration ordinaire, l'expiration se fait naturellement quand l'inspiration a cessé ; elle est pour ainsi dire le résultat d'un simple *collapsus.* Dans l'expiration violente, les muscles abdominaux se contractent énergiquement et poussent les viscères sur le diaphragme ; celui-ci remonte et va presser la base du poumon.

Plusieurs phénomènes peuvent se manifester pendant la respiration ; le *soupir* et le *bâillement* ont lieu au moment de l'inspiration ; l'*éternuement* et la *toux* au moment de l'expiration ; — aux deux mouvements de l'inspiration et de l'expiration se rapportent l'*anhélation*, le *rire*, le *sanglot* et le *hoquet*. La description anatomique et physiologique de ces divers phénomènes se trouve dans les traités spéciaux de physiologie et ne saurait trouver place dans un ouvrage comme celui-ci, destiné aux adeptes chanteurs et aux gens du monde.

PHÉNOMÈNES OFFERTS PAR LA GLOTTE PENDANT LA RESPIRATION.

L'air inspiré et l'air expiré parcourt alternativement et incessamment les tuyaux respiratoires. Pendant l'inspiration, l'ouverture de la glotte est légèrement dilatée ; ses lèvres se rapprochent au moment de l'expiration. L'air qui passe et repasse continuellement par l'ouverture de la glotte, frôle chaque fois les lèvres de cette dernière, produit un sourd frémissement et s'écoule par le tuyau buccal. Ce frémissement, insensible à l'oreille nue, devient très-appréciable si, après avoir appliqué un tube de bois ou de carton sur le larynx d'une personne, on

place son oreille à l'ouverture libre de ce tube. Alors
on entend un léger bruit, semblable à celui que produit un vent faible agitant le feuillage.

DE LA QUANTITÉ D'AIR QUI ENTRE DANS LES POUMONS A CHAQUE INSPIRATION, ET DE LA QUANTITÉ QUI EN SORT A CHAQUE EXPIRATION.

Les quantités varient selon la capacité des organes pulmonaires ; selon l'âge, le tempérament, l'état
calme ou agité des individus, et autres circonstances. Dans l'inspiration normale, un homme adulte
aspire vingt-cinq pouces cubes d'air; dans l'inspiration forcée, la quantité d'air introduite dans le
poumon peut s'élever à deux cent cinquante pouces
cubes, en y comprenant la provision d'air qui reste
toujours dans le poumon après l'expiration.

Le professeur Bérard formule ainsi ces différences : soit un homme adulte à poitrine bien développée; si la respiration est calme, sa poitrine contien-
dra, après l'expiration, 175 pouces cubes d'air;
— l'inspiration augmentera cette dernière quantité
de 25 pouces cubes, soit 200 pouces cubes, — et
l'expiration rejettera les 25 pouces d'air introduits
par l'inspiration, hormis une perte minime. — Dans
la respiration exagérée, toutes ces quantités sont
augmentées.

Le tableau suivant permettra d'embrasser d'un

coup d'œil les diverses quantités d'air inspirées et
en réserve dans le poumon.

RESPIRATION	QUANTITÉ D'AIR		
	MISE EN CIRCULATION	CONTENUE DANS LE POUMON APRÈS L'INSPIRATION	EN RÉSERVE APRÈS L'EXPIRATION
	Pouces cubes.	Pouces cubes.	Pouces cubes.
Modérée	25	200	175
Exagérée.	70	250	180

On voit, d'après ce tableau, que les poumons ne
contiennent que rarement tout l'air qu'ils pourraient
contenir, et qu'ils n'expulsent pas tout celui qu'ils
pourraient expulser. La quantité d'air en circulation
peut varier de 30 à 170 pouces cubes dans les res-
pirations intermédiaires à la respiration modérée et
à la respiration exagérée. De plus, on se rend
compte de l'utilité de la partie d'air restée en réserve pour vivifier le sang qui circule incessamment
dans les poumons.

Plusieurs circonstances peuvent modifier la capacité de la poitrine et diminuer la quantité d'air
inspiré.

Un vêtement *serré* met obstacle à la libre dilatation de la poitrine, de telle sorte qu'une femme corsetée, qui ne peut aspirer que 90 pouces cubes d'air, en aspire 170 étant dépouillée de son corset.

La capacité du poumon diminue à mesure que le corps engraisse. Dans l'état de maladie elle est également moindre qu'en état de santé.

Gymnastique pulmonaire. — L'organe vocal, d'après le mécanisme que nous avons décrit, est un instrument à anche membraneuse avec soufflet et porte-vent. Ainsi que la pratique est nécessaire pour apprendre à jouer d'un instrument, de même la gymnastique du poumon est indispensable dans le jeu de l'instrument vocal, puisqu'il faut que le chanteur fasse une ample provision d'air et sache en ménager l'emploi. La gymnastique des poumons consiste dans l'inspiration graduelle et continue d'une suffisante quantité d'air pour remplir entièrement toutes les vésicules aériennes qui terminent les bronches. Après cette abondante inspiration, on met immédiatement en action les muscles constricteurs de la glotte, pour resserrer son ouverture et ne laisser sortir que peu à peu et en petite quantité, l'air accumulé dans l'organe.

Un autre exercice est celui-ci : on gorge le poumon d'air que l'on conserve pendant quelques secondes; puis, on le laisse écouler peu à peu, et, lorsque l'organe est complétement vide, on l'habitue à rester quelques secondes dans cet état de vacuité. On recommence plusieurs fois de suite ces exercices, sans fatigue ni efforts.

Cette gymnastique, répétée chaque jour et souvent, augmente la capacité des vésicules aériennes, développe l'élasticité des cartilages costaux, favorise leur jeu et accroît la force des muscles inspirateurs. C'est avec des poumons ainsi travaillés que, maître désormais de son souffle, le chanteur peut, à volonté, le faire glisser sur ses cordes vocales, tantôt avec ménagement et douceur, tantôt largement et avec force, selon les exigences musicales. Les secousses que le diaphragme imprime à la base des poumons sont encore d'une grande ressource pour la poussée d'air, dans les passages où les notes doivent être *saccadées*.

Enfin, le chanteur n'oubliera jamais que le volume et l'intensité du son dépendent du tuyau vocal et de l'impulsion de l'air, tandis que l'élévation du son résulte ordinairement de la tension des cordes. Or, les notes éclatantes de poitrine exigeront une poussée d'air vigoureuse; les notes de tête, au contraire, ne demandent qu'un souffle modéré. Si beaucoup d'individus, qui ont le défaut de chanter ou trop haut ou trop bas, se familiarisaient avec ce mécanisme, ils ne se fatigueraient plus à souffler en pure perte.

Il ressort de ce que nous venons de dire, que la

gymnastique de l'inspiration et de l'expiration développe incontestablement la force des organes pulmonaires et agrandit la cavité thoracique; ce fait est prouvé par les plongeurs de profession, auxquels la gymnastique des poumons, pratiquée dès le bas âge, a fait acquérir la faculté de faire une énorme provision d'air qui leur permet de rester plusieurs minutes sans respirer.

Souffle trop court. — Ce défaut coupe le chant, détruit son charme, et le chanteur semble être haletant. Lorsque ce vice ne dépend point d'une affection organique, des exercices bien entendus d'inspiration et d'expiration parviennent ordinairement à le combattre.

Souffle trop long. — La durée du souffle doit être calculée sur la force pulmonaire du chanteur. Vouloir prolonger trop longtemps le son, c'est s'exposer à des résultats funestes par la dilatation forcée des vésicules bronchiques, et beaucoup d'artistes ont perdu leur voix en s'habituant, sans raison, à faire des provisions d'air exagérées. Les jeunes poitrines exigent de grands ménagements; le professeur doit toujours baser la durée de sa leçon sur la force pulmonaire de son élève.

Gymnastique du larynx. — Après la gymnastique du poumon vient celle du larynx, gymnastique de la plus haute importance, qui consiste à exercer les muscles de cette région et les cordes vocales à bien exécuter les divers mouvements dont ils sont susceptibles. Ces mouvements comprennent l'élévation et l'abaissement du larynx; la dilatation et le resserrement de la glotte, la tension et le relâchement des cordes vocales.

On exerce les muscles releveurs par des gammes ascendantes, et les muscles abaisseurs par des gammes descendantes. On sollicite l'action alternative des muscles abaisseurs et releveurs par des sauts d'une note basse à une note élevée, comme la sixte, l'octave.

Les notes soutenues, les trilles, habituent le larynx à garder une position fixe.

L'action des muscles qui élargissent la glotte est mise en jeu par des sons graves; celle des muscles qui resserrent la glotte a lieu dans les sons élevés. La dilatation et le resserrement successifs de la glotte sont produits par l'émission des sons graves alternant avec des sons aigus.

La tension des cordes et leur relâchement s'opère au moyen d'exercices de notes élevées et de notes graves, conjointement avec la poussée d'air.

La gymnastique du larynx et du poumon, dans la voix sombre, a été décrite au paragraphe qui traite du mécanisme de cette voix.

L'élève qui s'est habitué à débiter de longues phrases sans éprouver de fatigue, et qui sait respirer à propos, sans efforts ni bruit disgracieux, pos-

sède une immense ressource ; et lorsqu'à la connaissance pratique de la gymnastique pulmonaire,
s'ajoute celle de la gymnastique laryngienne, tous
les obstacles sont aplanis ; il peut prendre son essor
et se lancer hardiment dans les hautes études de
l'art vocal.

CHAPITRE VIII.

DU CHANT PROPREMENT DIT.

Le chant est l'union de la mélodie à la poésie ; cette alliance du langage poétique à la voix chantée, selon la grâce et le goût, est le complément des études vocales et résume tous les secrets de l'art.

Le chant exige trois conditions importantes : la prononciation, l'accentuation et l'expression. Les chanteurs doivent s'appliquer incessamment à perfectionner ces trois qualités dont la réunion produit de si grands effets.

La *prononciation* embrasse l'émission pure des voyelles et l'articulation correcte des consonnes et des syllabes. Avant de prononcer un mot, il est tout naturel qu'on sache articuler les syllabes qui le com-

posent. On s'exercera donc d'abord sur les articulations difficiles, et l'on passera ensuite à la prononciation du mot.

Les anciens Grecs, surtout les Athéniens, se
livraient à une étude toute particulière de la prononciation de leur langue. La dernière marchande
d'herbes d'Athènes articulait avec pureté et recon-
naissait facilement un étranger à la simple prononciation d'un mot où l'accent se trouvait mal placé.

Nous avons déjà dit, à l'article Déclamation, que
si nos orateurs modernes s'inquiétaient fort peu de
l'accentuation et de l'expression dans le débit, si la
tribune était si pauvre d'effets oratoires, ce défaut
provenait d'une lacune dans l'enseignement univer-
sitaire et de l'incurie des parents dans l'intérieur
des familles, à l'égard des vices de prononciation de
leurs enfants. La complaisance du public des théâtres perpétue encore les vices de prononciation et
l'accentuation défectueuse; de telle sorte que la langue française, déjà si peu harmonieuse, s'assourdit
de plus en plus.

Combien la langue, le chant et la musique françaises ne gagneraient-ils pas, si le public, moins
indulgent, exigeait des auteurs une poésie harmonieuse, bien rhythmée, et des acteurs une prononciation correcte. La nécessité de plaire à tout le monde
rendrait les auteurs de libretto moins rudes et plus
euphoniques; les compositeurs d'opéras soigneraient

davantage la partie mélodique, et les chanteurs, certains d'être parfaitement entendus, s'attacheraient à développer l'élégance de leur prononciation. Malheureusement pour le poëte, l'acteur et le public, les compositeurs d'opéras cherchent, en général, à accaparer l'attention de la salle par un déploiement formidable d'harmonie instrumentale, tandis que le pauvre acteur s'égosille, non pour se faire comprendre, mais pour tâcher de percer le bruit étourdissant de l'orchestre. Les efforts pulmonaires et laryngiens que font les chanteurs pour lutter contre les cuivres de l'orchestre, les usent en très-peu d'années, et, parfois, les exposent à de très-graves accidents, tels que des congestions, des ruptures de vaisseaux, une hémorrhagie mortelle!... Qu'on nous passe cette digression, si on la juge inopportune, et revenons à notre sujet.

La prononciation française, dans le chant, doit être, à peu de différence près, semblable à celle usitée dans la déclamation. Le chanteur doit prononcer distinctement, articuler avec vigueur, appuyer sur les dernières syllabes masculines, doubler quelquefois les consonnes sourdes au milieu des mots, et toujours éviter les liaisons désagréables.

Les indications suivantes pourront donner une idée des diverses modifications qu'éprouve l'ouverture de la bouche pendant la prononciation de chaque voyelle.

A. — Dans la prononciation de cette première voyelle, la bouche doit s'ouvrir assez largement, sans toutefois offrir rien de ridicule. La mesure de son ouverture peut être prise sur la circonférence du pouce, à son articulation phalanginienne.

É *fermé*. — N'exige qu'une très-médiocre ouverture, dont la mesure peut être prise sur la circonférence du bout du petit doigt.

È *ouvert*. — L'ouverture de la bouche, pour l'*è* ouvert, est à peu près semblable à celle exigée par A ; seulement, la base de la langue se trouve légèrement soulevée.

I. — L'ouverture buccale, pour cette voyelle, a beaucoup de rapport avec celle de l'é fermé ; sa prononciation exige l'application de la langue contre la voûte palatale.

O. — Pour bien former le son de cette voyelle, les commissures de la bouche doivent se rapprocher, et la bouche présenter une ouverture presque arrondie ; la base de la langue est fortement poussée en bas.

U. — Dans la prononciation de cette dernière voyelle, la bouche est presque fermée ; les lèvres sont rapprochées l'une de l'autre et légèrement avancées.

Notez bien qu'il faut éviter toute exagération dans ces diverses positions de la bouche, sous peine de ridicule.

DU MEILLEUR MODE D'ÉMISSION DES VOYELLES PURES ET DES
VOYELLES SUIVIES D'UNE NASALE.

L'émission de la voyelle A doit être aussi pure
que possible, quand on chante dans le timbre clair;
elle se rapproche de la voyelle O dans le timbre sombre. D'après M. Stéphen de la Madelaine, professeur
de chant, ex-récitant de la chapelle de Charles X,
la fusion de ces deux voyelles, dans ce dernier cas,
doit être de 1/5 d'O, sur 4/5 d'A. Ce qui veut dire
que le son clair de la voyelle A se couvrira légèrement du son de la voyelle O.

L'E offre dans le chant, comme dans la déclamation, diverses nuances de son : È *ouvert* se rapproche
de A et se prononce *ais*. — É *fermé* doit toujours être
serré dans son émission. — E *muet* prend le son de
la diphthongue *eu*.

L'I se chante comme il se prononce, dans la voix
de poitrine; mais dans la voix de fausset, il devient
nécessaire de diminuer son acuité, en desserrant les
dents et en le sombrant légèrement.

L'O garde le même son, qu'il soit chanté ou parlé;
il varie seulement de l'*ô* grave à l'*o* ouvert, dont le
son se rapproche de celui de A, comme nous l'avons
dit plus haut.

L'U offre deux nuances : dans les notes graves, il

conserve le son qui lui est propre, et se couvre un peu dans les notes élevées.

Les voyelles suivies d'une nasale *an—en—in—on—un* doivent être phoniquement modifiées dans certains passages ; il est même nécessaire de substituer l'*a* sombre à la terminaison nasale sur laquelle s'opère un trille, un groupetto, une roulade.

Les nasales assourdissent le son et affectent désagréablement l'oreille ; c'est par de fréquents exercices qu'on parvient à modifier leur son et à éviter le retentissement nasal.

Dans la voix de poitrine, le son doit s'écouler et par la bouche et par les fosses nasales en même temps ; s'il ne s'écoule pas librement par ces dernières, le timbre est nasonné ; c'est ce qui arrive lorsque la muqueuse olfactive est engorgée, épaissie, irritée. Dans la voix de tête, au contraire, le son ne pouvant s'écouler par le nez, il devient presque impossible de bien rendre les syllabes nasales avec les notes élevées. Ainsi, les mots *matin, demain,* sont prononcés *mata, dema,* parce que le voile du palais relevé contre les fosses nasales postérieures s'oppose à l'entrée de l'air ; d'où il résulte que le son nasal *in* se résout dans le son de A sombre ; de même que si l'on voulait émettre la voyelle A avec la bouche fermée, l'air s'engouffrant dans les fosses nasales produirait le son *en.*

Cette démonstration abrégée du meilleur mode

d'émission des voyelles se trouve parfaitement développée dans l'excellent ouvrage de M. Stéphen de la Madelaine, intitulé : *Théorie du chant*. Cet habile professeur est un des premiers qui aient compris la haute importance des études physiologiques des organes vocaux, dans l'enseignement du chant ; il serait à désirer que son exemple fût suivi de ceux qui embrassent la carrière du professorat.

Dans la poésie chantée comme dans la poésie déclamée, on rencontre des mots, et, dans ces mots, des voyelles ou des consonnes sur lesquelles il faut appuyer davantage ; tel mot est insignifiant, tel autre doit produire un puissant effet. C'est toujours sur ces derniers que le compositeur intelligent place l'accent musical, et c'est au talent du chanteur de bien saisir, de bien rendre la pensée du compositeur.

Selon la couleur et la nuance du trait, c'est-à-dire le sens moral qu'il contient, l'appellation de là consonne principale doit être forte ou faible, douce ou rude, etc. ; ainsi, dans les mots *vaillant*, *fougueux*, ce sont les consonnes *v*, *f*, qu'il faut appeler vigoureusement ; dans le mot *impétueux*, c'est sur le *p* qu'on doit appuyer ; dans les mots *volupté*, *langueur*, les consonnes initiales seront mollement prononcées.

Il est des consonnes redoublées, comme dans *terrible*, *horrible*, sur lesquelles il est indispensable d'appuyer fortement.

La prononciation énergique, adaptée à la circonstance, offre d'immenses ressources. Le chanteur
Duprez, ainsi que le fait observer le D Segond,
dans son traité sur l'*Hygiène du chanteur*, utilisait
cette ressource, lorsque dans la phrase : *Mon père,
tu m'as dû maudire*, il donnait avec la consonne ex-
plosive du mot père, un *sol* éclatant de poitrine. Cet
habile chanteur, au lieu de se fatiguer la poitrine
par une violente expiration, se bornait simplement
à livrer un brusque passage à l'air comprimé derrière ses lèvres fermées, et donnait, de cette manière,
un mordant énergique à la note.

La prosodie du vers demande aussi à être obser-
vée ; le chanteur qui fait sentir les longues et les
brèves donne plus de couleur à son débit. Du reste,
on ne saurait que tracer des règles générales sur ce
sujet ; c'est à l'intelligence du chanteur à suppléer
aux lacunes de cette partie de l'enseignement.

L'ACCENTUATION se divise en deux parties distinctes, l'accentuation *syllabique* et l'accentuation *musicale*. La première consiste à bien donner à la voyelle
le son indiqué par le signe grammatical ; la seconde
accentuation n'est que l'application intelligente de la
première au débit musical. L'accentuation grammaticale exige des études prosodiques et des exercices
de lecture et de déclamation ; cette dernière est d'autant plus nécessaire au chanteur, que le récitatif est
une déclamation chantée.

L'EXPRESSION ou esthétique de l'art doit être, pour le chanteur, le degré de perfection vers lequel tendent tous ses efforts. L'expression est au chant ce que l'éloquence est au discours; c'est la manifestation extérieure des sensations qu'on éprouve; c'est la traduction par la voix, les traits, les poses et les gestes des divers mouvements et situations du cœur et de l'âme; c'est l'art de donner au chant le sentiment et la couleur qui lui conviennent; c'est, enfin, l'art de développer et de s'attirer les sympathies des auditeurs, de remuer leurs passions et d'exciter leur enthousiasme.

Mais, pour produire ces puissants effets, une belle voix ne suffit pas seule; il faut encore que l'artiste, approfondissant son rôle, sente vivement les passions qu'il exprime les situations où il se trouve, les diverses péripéties qu'il traverse.

L'art ne possède point de règles précises pour provoquer l'enthousiasme et les applaudissements; c'est dans les impulsions du cœur et de l'âme, favorisés par tous les prestiges scéniques, qu'il faut les chercher. Aussi, la meilleure route qu'ait à suivre l'artiste pour se perfectionner, est de parcourir les grands théâtres de l'Europe; c'est en écoutant le débit des premiers chanteurs, en étudiant leur jeu, analysant leur méthode, jugeant de leurs qualités, de leurs défauts; c'est en s'inspirant de leur génie et en saisissant d'un coup d'œil les dispositions et qualités de son public, qu'il parviendra un jour à se poser sur ce piédestal de la célébrité, dont l'accès, si difficile, est signalé par tant de chutes.

M. Stéphen de la Madelaine a parfaitement raison de dire que beaucoup de jeunes sujets, réputés pleins d'avenir (au Conservatoire), s'effacent dès les premiers débuts sur la scène. Pourquoi cela? En voici la cause, d'après ce professeur, dont la sagacité est rarement en défaut :

« L'élève n'a qu'un maître qui sert pour quinze
« ou vingt autres élèves en même temps, et dont la
« voix n'est nullement en rapport avec celle de la
« plupart de ses écoliers. Le maître apprend un
« morceau de chant à chaque élève ; ce morceau est
« ordinairement le même pour chaque catégorie de
« voix, et il faut que tous les élèves le chantent en
« imitant servilement la manière du maître ; il faut
« qu'ils apprennent par cœur l'expression de chaque
« passage, l'accentuation de chaque note, lors même
« que cette expression et cette accentuation seraient
« en opposition directe avec les sentiments et les
« instincts de l'écolier. Celui qui copie le mieux est
« réputé le meilleur élève ; il devient le joyau de la
« classe, la perle de l'établissement. Viennent les
« débuts soit dans le monde, soit au théâtre, et la
« jeune merveille se casse le nez au grand et naïf
« étonnement de ses prôneurs. »

M. de la Madelaine a mis le doigt sur le mal et il

en indique le remède. Voyez ses *Théories du chant.*

Si les prestiges du décor, du costume, des poses et des gestes, si tous les grands moyens scéniques servent parfaitement le chanteur sur un théâtre, le chanteur de salon ou de concert doit rester étranger à ces moyens, être très-sobre de mouvements de tête, de cou, qui fatiguent le spectateur; toute l'action et l'expression doivent être concentrée dans ses yeux, sur sa bouche et autres traits du visage. En scène, le chanteur représente un personnage, il parle à la fois aux yeux, aux oreilles, à l'âme et au cœur, en traversant les différentes situations de l'action comique ou tragique. Dans un salon ou une salle de concert, le rôle du chanteur se borne à charmer les oreilles.

Peut-être sommes-nous parvenu à démontrer dans ce chapitre toutes les difficultés de l'art vocal et à indiquer les meilleurs moyens pour les aplanir; nous ajouterons qu'il est essentiel, pour l'élève, d'étudier sous un bon maître qui, outre la connaissance parfaite de son art, possède la faculté de discerner et de diriger les diverses aptitudes de son élève. Les maîtres qui enseignent mécaniquement leur art, sont nombreux, mais ceux qui enseignent avec intelligence et discernement sont assez rares.

SECTION II.

DU CHOIX ET DES QUALITÉS D'UN BON MAITRE.

Pour apprendre à chanter parfaitement, il ne suffit pas de posséder une belle voix ; la condition essentielle est d'être enseigné par un bon maître.

Les qualités auxquelles on reconnaît un bon maître sont les suivantes :

Douceur de caractère, patience à l'épreuve, car l'aigreur dans le caractère et l'impatience éloignent l'élève, retardent ou font avorter ses progrès.

Le professeur doit posséder son art dans ses plus petits détails et se montrer modeste dans son savoir. A un raisonnement juste et précis, il doit joindre l'exemple de l'exécution, selon ses moyens. Il doit dépeindre la musique à son élève comme un art d'agrément, un art rempli de charme et procurant les plus doux délassements. Toujours prêt à répondre aux questions que lui adresse son élève, il se montrera facile à satisfaire sa curiosité.

La mesure, l'aplomb et l'intonation forment les bases de la musique vocale ; ce n'est qu'en solfiant très-longtemps qu'on acquiert ces trois éminentes qualités. Le maître doit donc faire répéter chaque jour, à son élève, des gammes de tout genre, et, pour ne point l'ennuyer, entremêler ces exercices de quelques vocalises et de quelques chants avec paroles. — Il est très-bon de ne point quitter les morceaux de chant avant de les savoir correctement; c'est au maître à juger. L'étude d'un morceau doit toujours se faire à demi-voix, pour ne point se fatiguer la poitrine; mais quand on croit le savoir, on peut le chanter à pleine voix. La mesure doit, autant que possible, se battre mentalement et jamais avec le pied. Il faut strictement éviter d'indiquer la mesure par des mouvements de tête et de corps.

L'élève doit être soumis à son maître et le maître digne de la confiance de son élève. Le but qu'un bon maître se propose d'atteindre, par un enseignement toujours progressif, c'est de rendre son élève assez fort pour qu'il puisse continuer lui-même ses études sans des secours étrangers.

Nous ferons observer ici, que le professeur du sexe masculin apprenant à chanter à des femmes, doit adapter son enseignement à leur sexe; car, s'il leur donnait les mêmes leçons qu'aux hommes, les femmes pourraient contracter l'habitude de chanter à la manière des hommes, ce qui serait un énorme contre-sens.

L'usage a voulu en France et en Italie, que pour être apprécié, il faille se dire élève d'un maître en réputation. On va donc à Paris ou dans les grandes villes d'Italie, apprendre quelques tours de gosier d'un chanteur célèbre, et l'on se croit désormais des plus habiles ; c'est une erreur. Il y a une grande différence entre un grand chanteur et un bon maître, a dit le professeur Boisquet. Un chanteur ne devient maître que lorsqu'il ne chante plus. Tant qu'il est obligé de chanter il a des études à faire, ses morceaux à étudier, sa voix à conserver ; son temps lui est précieux ; il l'emploie pour lui et non pour l'instruction des autres. Un bon maître, au contraire, consacre tout son temps à ses élèves ; il combine l'art dans toutes ses parties, et non dans une seule ; il connaît la force, le talent de chaque élève ; il met son amour-propre, sa gloire, à bâtir la réputation des élèves qui ont de l'avenir et à leur préparer des succès. Le véritable bon maître est celui qui a montré la justesse du son, qui a posé et déployé sa voix, qui a fait connaître la valeur des mouvements, des caractères, des passions et de leurs nuances ; enfin, qui a développé dans le cœur de ses élèves le sentiment de l'art. Celui-là seul est le véritable bon maître.

Notre capitale possède un assez grand nombre de maîtres de chant qui se sont fait une réputation méritée, soit par leurs ouvrages, soit par les élèves qu'ils ont formés.

Ces maîtres, doués pour la plupart d'une belle voix, joignent à l'enseignement théorique la démonstration pratique indispensable au professeur qui veut initier l'élève à tous les secrets de l'art vocal.

Trois écoles se partagent l'honneur de fournir les chanteurs au monde entier, l'italienne, la française et l'allemande. Chacune de ces écoles distingue par une méthode un genre particulier. Ce n'est point à nous de discuter leur mérite ou leurs défauts ; nous nous permettrons seulement , à l'égard de notre pays, les considérations suivantes :

La musique n'est point assez généralement cultivée en France. L'éducation musicale n'est donnée qu'aux enfants appartenant à la classe riche ; les enfants de la classe peu aisée en sont complétement privés, et cependant il serait si facile de leur accorder ce privilége ! Pour cela, il s'agirait d'imiter la nation allemande, chez laquelle l'étude de la musique est ordonnée par la loi. En Allemagne, un instituteur ne saurait exercer sa profession s'il n'était musicien ; la musique y est considérée comme un moyen de développer dans le cœur de l'homme l'amour de l'ordre et le sentiment du beau. Le paysan et le soldat savent assez de musique pour chanter en partie. Aussi, le voyageur étranger qui parcourt ce pays est-il agréablement surpris d'entendre des régiments entiers chanter en chœur des airs nationaux ; sa surprise augmente lorsque , dans les champs et les vallées, il entend les laboureurs, les pâtres, exécuter des concerts de voix dont l'ensemble vous saisit d'admiration.

Nos ministres de l'instruction publique devraient, à l'exemple de l'Allemagne, exiger des instituteurs communaux des notions de musique vocale ; car il nous semble que l'instituteur qui possède une oreille musicale a l'avantage sur celui qui est affligé d'une oreille barbare. Or, tous les instituteurs seraient tenus de consacrer un heure chaque jour à l'enseignement de la musique vocale, une demi-heure le matin et une demi-heure le soir. Cet exercice, loin de fatiguer les enfants, serait, au contraire, une gymnastique favorable au développement de la voix et des organes pectoraux. Cet enseignement, si facile à généraliser, aurait d'immenses résultats ; bientôt parmi les enfants du peuple surgirait un grand nombre de sujets remarquables, et la France n'aurait plus rien à envier de ce côté aux autres nations.

Déjà, depuis quelque temps, des sociétés philharmoniques se sont formées pour développer le goût de la musique chez les Français ; mais ces sociétés ne s'adressent encore qu'aux classes aisées ; déjà plusieurs hommes de mérite ont réuni leurs efforts désintéressés pour propager les études vocales et les rendre accessibles à tout le monde. Parmi ces hommes on cite MM. *Choron*, *Wilhem*, *Galin*, *Paris*, *Chevé* ; ce dernier surtout a mérité des éloges pour l'ardeur qu'il met dans son enseignement : peines, fatigues, soucis, rien ne lui coûte ; animé du feu sacré de l'art, M. *Chevé* a pris à tâche d'étendre à la classe ouvrière la musique vocale, et ses efforts sont pleinement couronnés de succès. Une foule compacte se presse dans les cours de ce professeur, qui est dignement secondé par son fils, et par Mme *Chevé*, auteur d'un traité d'harmonie très-estimé des connaisseurs. Nous ne doutons pas que la musique se popularisât en France, si le gouvernement ordonnait des cours selon la *méthode Chevé*, dans chaque département.

CHAPITRE IX.

DU LANGAGE D'ACTION COMME AUXILIAIRE DE L'ART ORATOIRE ET DRAMATIQUE.

Le langage d'action est l'auxiliaire indispensable, le nerf du langage parlé; c'est lui qui donne à la forme l'expression et la vie; c'est lui qui imprime au discours la force et la chaleur, le calme et la majesté; sans lui, le plus éloquent discours, la narration la plus saisissante n'obtiendrait qu'un demi-succès; sans lui, le plus beau corps, réduit au rôle de statue, n'inspirerait qu'une muette admiration.

Le langage d'action est un des moyens les plus prompts de communiquer ses pensées, ses sensations : un geste, un regard, disent souvent plus que des phrases entières. Le langage parlé est conventionnel, c'est-à-dire que chaque peuple parle une langue, un idiome que lui seul comprend; tandis que le langage d'action est commun à tous les peuples, est compris de tout le monde. En effet, la joie, la tristesse, le plaisir, la douleur, ont partout la même physionomie et font naître partout les mêmes idées. N'importe en quel point du globe, les pleurs sont un indice de tristesse, les soupirs un signe de souffrance, d'oppression ; le rire annonce la joie, etc.

Le langage d'action comprend la marche, les attitudes et les gestes ou mouvements.

La marche ou *progression* est une des conditions de l'ensemble harmonieux du corps en mouvement. L'artiste dramatique doit donc s'habituer de bonne heure à exécuter les divers mouvements de progression avec aisance et facilité ; car si, réunissant les autres qualités, son jeu péchait par une démarche lourde, embarrassée, ce défaut nuirait considérablement à ses succès. Nous ne parlerons pas ici des règles gymnastiques auxquelles toute marche vicieuse doit être soumise ; ces règles se trouvent détaillées dans notre ouvrage intitulé : *Hygiène et perfectionnement de la beauté humaine ;* nous y renvoyons le lecteur.

ATTITUDES. — Les diverses positions que le corps est obligé de prendre, selon les circonstances morales ou physiques dans lesquelles on se trouve, sont des attitudes. — L'élégant, le fat, le courtisan, l'orgueilleux, la coquette, la précieuse, la prude, la femme modeste, etc., offrent des attitudes qui leur sont propres, et auxquelles il est facile de les reconnaître. Les attitudes sont naturelles ou acquises; depuis le roi trônant, le sceptre en main, jusqu'au savetier qui bat la semelle dans son échoppe, il existe une immense variété d'attitudes. — L'attitude d'un vainqueur dénote la fierté; celle du vaincu indique l'humilité ou la résignation. — Les attitudes de ces foudres d'éloquence, Desmosthène, Cicéron, Mirabeau, parlant pour les libertés de leur pays, étaient aussi nobles que la cause qu'ils défendaient. L'attitude de la femme lançant l'anathème sur l'homme qui l'a trompée et lâchement abandonnée, sera entièrement opposée à celle de la femme baisant, avec reconnaissance, la main qui lui rend l'honneur et la vie. L'une se montre palpitante de haine, l'autre sublime de reconnaissance et d'amour. En général, les attitudes de l'homme bien élevé sont simples et modestes; les attitudes arrogantes ou prétentieuses dénotent une mauvaise éducation. Les attitudes de certaines gens qui, sortis de la boue, sont parvenus à de grands emplois, sont, hormis quelques exceptions, aussi hautaines que leur extraction est basse. Telle attitude convient à un genre qui serait ridicule appliquée à un autre. Les attitudes théâtrales et oratoires ne sauraient convenir dans le commerce familier, non plus qu'une attitude bouffonne dans une réunion grave et sévère.

Mais, au milieu de cette variété d'attitudes plus ou

moins en harmonie avec l'idée, plus ou moins agréables, il y a un choix à faire et ce choix a constitué un art. Ainsi qu'il existe parmi nous des hommes d'esprit et des sots, des beaux et des laids, de même l'on rencontre des attitudes agréables, éloquentes, et des attitudes disgracieuses ou à contre-sens. La Bruyère a dit : « Un sot ni n'entre, ni ne sort, ni ne s'assied, ni ne se lève, ni ne parle, ni ne se tait, ni n'est sur ses jambes comme un homme d'esprit. »

Les attitudes gênées et désagréables se trouvant être les plus nombreuses, il est nécessaire à ceux qui reconnaissent avoir naturellement des attitudes vicieuses et qui désirent les corriger, il est nécessaire de prendre des modèles et de s'exercer à les imiter. C'est par des exercices répétés que l'on parvient à acquérir ces belles attitudes qui plaisent aux yeux, relèvent la beauté et doublent l'énergie de la situation qu'elles expriment.

Gestes. — Le geste doit être considéré comme le principal moyen du langage d'action ; il fut la langue primitive des sociétés au berceau, et il est encore la langue commune à toutes les nations. Les gestes font partie de notre nature, ils sont une fonction de notre économie ; il n'est pas de pensée, d'affection, d'émotion, de situation volontaire ou involontaire qui n'ait sa manifestation par un geste. — La parole et le geste se prêtent un secours mutuel ; ils ne peuvent, pour ainsi dire, se passer l'un de l'autre, et lorsqu'ils sont harmonieusement combinés, ils produisent des effets d'éloquence auxquels ni l'un ni l'autre ne parviendrait jamais, s'ils étaient isolés. Delille disait souvent que les gestes en harmonie avec le débit oratoire, étaient la parure du discours et donnaient de la physionomie aux paroles.

D'après les principaux auteurs qui ont écrit sur cette matière : — Aristote, Cicéron, Quintilien, Fénelon, Condillac, Engel, Lebrun, Lavater, Buisson, etc..., il faut entendre par gestes les divers mouvements de la tête, des bras, des jambes, de la poitrine, du corps entier ; en un mot, toutes les attitudes qu'il est possible de prendre, tous les mouvements volontaires ou involontaires qui se manifestent extérieurement.

L'art du geste comprend le chant, la déclamation oratoire et théâtrale, la danse et la pantomime ; cette dernière surtout exige des dispositions naturelles et une longue étude du geste ; car la pantomime, ainsi que son étymologie l'indique, est l'expression exacte de toutes les affections comme de toutes les sensations. Nous parlerons plus loin de cet art, et prouverons qu'il fut porté chez les anciens au plus haut degré de perfection ; non-seulement le jeu muet du pantomime rendait un discours, mais il rendait encore un long poëme. L'histoire nous a transmis les noms des deux plus célèbres pantomimes des temps anciens, Bathyle et Pylade. Le premier excellait

dans le comique, le second dans le tragique. Ils rendaient d'un bout à l'autre, et sans omettre le moindre
incident, les tragédies et les comédies les plus longues, les plus compliquées.

Pour mieux étudier les gestes, nous allons les suivre sur les différentes parties du corps.

La *face* joue un des premiers rôles dans le langage
d'action ; elle est, comme on l'a souvent répété, le
miroir de l'âme où viennent se réfléchir nos plus secrètes émotions. En effet, rien ne peut se passer in-
térieurement sans que les traits du visage n'éprouvent une modification quelconque. C'est au moyen
des signes fournis par le visage, que les sibylles dé-
voilaient l'avenir à ceux qui les consultaient ; que le
célèbre Erasistrate découvrit l'amour du jeune An-
tiochus pour Stratonice ; que le grand Hippocrate et
ses disciples, de tous les temps, ont tiré des signes
précieux pour reconnaître les maladies. Buffon a dit :
lorsque l'âme est agitée, la face humaine devient le
tableau vivant où les passions sont rendues avec autant de fidélité que d'énergie ; où chaque mouvement
de l'âme est exprimé par un trait, chaque acte par
un caractère dont l'impression vive, prompte, de-
vance la volonté et rend au dehors, par des signes
pathétiques, les images de nos sincères agitations.

Le front, le nez, la bouche, le menton, les cheveux, les sourcils, mais surtout les yeux, sont autant
d'agents du geste facial. Dans la colère, les cheveux

se hérissent, le front se ride et les sourcils se fron-
cent. La bouche prend différentes formes selon que
la passion contracte ou relâche ses muscles. — Les
yeux ont un langage plus expressif encore ; ils brillent dans le désir, étincellent dans la fureur et s'allument des plus douces flammes au flambeau de
l'amour. Que d'éloquence et de mystère dans un regard ; que de volontés dans une prunelle humide,
quelle enivrante promesse de bonheur dans un mouvement de paupière !... Avec les yeux on effraye, on
désespère ou l'on donne l'espérance ; on ordonne ou
l'on supplie ; on demande, on répond, on éloigne,
on rapproche, on se fâche, on pardonne, etc., etc...
Oh ! les yeux ; que de puissance dans leur langage !
Les femmes le savent bien... (Voyez le langage des
yeux dans l'*Hygiène du visage*.)

La *tête* exécute des mouvements en tous sens ; les
mouvements de gauche à droite ou de droite à gauche expriment la négation, ceux de bas en haut ou
de haut en bas, l'affirmation. — Les mouvements de
côté brusques ou saccadés dénotent l'impatience. —
La tête penchée en avant annonce la méditation ;
renversée en arrière, c'est la souffrance ou le désespoir, etc., etc... Quels que soient les gestes de la
tête, ils doivent toujours être dirigés par l'idée qui
les commande. Les inclinaisons légères, les demi-
rotations de la tête, exécutées avec grâce et opportu-
nité, sont toujours préférables à ces mouvements dé-

mesurés, à ces demi-tours brusques et multipliés qui font voyager le visage d'une épaule à l'autre.

Les *épaules* participent à plusieurs mouvements de la tête et du bras ; les gestes qui leur sont propres sont peu nombreux, et c'est particulièrement pour manifester l'impatience ou la pitié qu'on imprime aux épaules un mouvement d'élévation ; de là le proverbe *hausser les épaules*.

La *poitrine* possède aussi ses mouvements : selon les émotions douces ou pénibles, le plaisir, l'amour, l'anxiété, le désespoir, etc., la poitrine se gonfle de soupirs et les rend ou lentement ou rapidement, avec un bruit plus ou moins fort.

Les *bras et les mains* fournissent des gestes très-variés dont l'expression, intimement liée au discours, lui est en quelque sorte indispensable, et l'on a dit avec raison, que les mouvements des bras et des mains formaient une partie importante de l'art oratoire. Sans eux l'action serait faible et sans chaleur ; il n'est point d'orateur ni même de narrateur qui ne s'aide plus ou moins des bras et des mains. — Levées au ciel, les mains annoncent l'invocation ou le serment ; — jointes, elles sont un signe de prière.— La main placée sur le cœur indique l'amour et les affections tendres. — L'injonction et le commandement s'annoncent par le bras et la main tendus horizontalement. — Dans le recueillement et la méditation, la main s'applique sur le front. — Dans l'étonnement et l'admiration, les deux mains sont ouvertes et les bras légèrement élevés ; — les bras tendus en avant du corps, avec les mains convulsivement ouvertes et la tête jetée en arrière, expriment la crainte, l'effroi, la terreur ; — la joie s'annonce par une vive agitation des mains ; — la douleur par des mains pendantes ; — le poing fermé signifie colère, menace, provocation, etc., etc.; tous ces différents gestes de la main et des bras doivent être accompagnés de mouvements de la face parfaitement d'accord, pour donner au langage d'action l'éloquence et la verve.

Les *jambes*, quoique incessamment occupées à nous soutenir, ont aussi leurs gestes : le trépignement des pieds est un signe d'impatience ; marcher sur le pied de quelqu'un est une provocation ; dans certaines circonstances au contraire, un attouchement de pied ou un contact de genou est un geste de secrète intelligence ; mais c'est plus particulièrement à la danse que se rapportent les mouvements nombreux des jambes et des pieds ; nous leur consacrerons le dernier chapitre de cet ouvrage.

Terminons cet aperçu du langage d'action, comme manifestation extérieure du sentiment dramatique, en faisant observer que la perfection, chez l'artiste dramatique, surtout chez la femme, exige plusieurs qualités qu'on rencontre rarement réunies dans une même personne : la beauté de l'organe vocal, le sentiment profond de l'art et la beauté physique. La rareté de ces qualités réunies vient de ce qu'elles sont généralement un don de la nature. Ainsi, le timbre et la sonorité de la voix sont intimement liés à la conformation des organes vocaux ; l'étude, l'exercice donnent de la souplesse et de l'agilité à l'émission vocale, mais le timbre reste irrévocablement le même, à moins d'un changement survenu dans l'appareil phonateur.

Le sentiment de l'art tient aussi à l'organisation du sujet ; l'on naît artiste de même qu'on naît poëte.

Cependant, à l'exemple de plusieurs grands artistes envers qui la nature fut ingrate, on peut cultiver avec succès des qualités à peine sensibles, et l'on peut, à l'aide d'une étude opiniâtre, arriver un jour à faire rayonner au dehors, par la voix, les gestes et l'expression physionomique, le feu sacré du sentiment de l'art.

La beauté physique, cette inappréciable qualité pour la femme, cette perfection de la forme humaine, est encore un don de la nature ; l'art calliplastique peut bien redresser certaines irrégularités, certaines imperfections dans les lignes et la couleur ; mais, métamorphoser la laideur en beauté est au-dessus de ses ressources. La beauté ne réside pas seulement au visage, il faut que le corps entier soit en harmonie avec la tête et que les proportions soient partout strictement observées ; il faut que les bras,

9.

la poitrine, le bassin et les extrémités inférieures composent un ensemble harmonieux , ce qui est assez rare chez les femmes qui, dès leur jeunesse, ont adopté la funeste mode du corset. Une taille trop mince sur des hanches d'une grosseur démesurée, produit un effet grotesque, et les malheureuses femmes qui, dans l'espoir de se faire remarquer, se sanglent à ne pouvoir respirer, loin d'appeler l'admiration, n'inspirent que la pitié. O vous! jeunes artistes des théâtres, qui aspirez aux succès par vos talents et votre beauté, retenez bien ceci : le corset baleiné s'oppose au développement de la poitrine, flétrit les organes qui en font l'ornement, détruit la fraîcheur et la santé. (Lisez à ce sujet l'*Hygiène des pieds et des mains, de la poitrine et de la taille*, vous y puiserez d'utiles enseignements.)

CHAPITRE X.

ALIMENTATION DES CHANTEURS ET DES ARTISTES DRAMATIQUES.

Le choix des aliments doit être pour les sujets qui exercent fréquemment leurs organes vocaux, l'objet d'une attention toute particulière; en voici la raison: la fonction respiratoire des chanteurs et des artistes dramatiques est beaucoup plus active que celle des personnes qui n'exercent point l'appareil vocal; la consommation d'hydrogène et de carbone qu'ils font étant plus considérable, ils doivent conséquemment faire, par une alimentation spéciale, des réparations en rapport avec leurs pertes. Beaucoup de jeunes chanteurs et cantatrices, ignorant les phénomènes physiologiques de la respiration et de la nutrition, croient conserver la pureté de leur voix en gardant un régime austère, et ne tardent pas à perdre leurs forces; cet affaiblissement ne reconnaît d'autre cause qu'une alimentation insuffisante ou de mauvais choix. Pour les convaincre de cette vérité, il est nécessaire de leur exposer d'une manière claire et succincte les phénomènes chimiques auxquels la respiration donne lieu ; nous les engageons à bien se pénétrer de la démonstration suivante :

Phénomènes chimiques de la respiration.

La respiration se compose, ainsi que nous l'avons déjà dit, de deux mouvements, l'*inspiration* et l'*expiration*. Le but de l'inspiration est d'introduire dans le sang l'oxygène nécessaire à la vivification des organes, autrement dit à l'entretien de la vie ; le but de l'expiration est de débarrasser le sang de l'acide carbonique qui s'est produit dans les vaisseaux capillaires. *Respirer* signifie physiologiquement absorber de l'oxygène ; *expirer*, c'est expulser de l'acide carbonique. Voici l'explication de ce phénomène chimique :

A chaque inspiration, l'oxygène que contient l'air respiré, pénètre dans les vésicules bronchiques et passe, par *endosmose* (1) dans le sang veineux, riche en acide carbonique. En vertu des lois physiques de l'échange des gaz, l'oxygène de l'air remplace, dans le sang veineux, l'acide carbonique expulsé à chaque expiration. Au moment de cet échange de gaz, le

(1) *Endosmose* signifie passage d'un gaz ou d'un fluide à travers une cloison membraneuse.

sang, de noir qu'il était, devient rutilant et emporte l'oxygène dans le torrent circulatoire artériel. Ainsi introduit dans la circulation, l'oxygène se trouve en présence de divers principes que la digestion verse incessamment dans le sang, tels que sucres, alcool, graisses, etc., et se combine avec leur carbone et leur hydrogène ; alors s'opère une combustion latente qui commence probablement dans les artères et s'accomplit dans les vaisseaux capillaires.

Or, l'hydrogène et le carbone du sang étant sans cesse brûlés par l'oxygène de l'air respiré, il devient indispensable qu'ils soient incessamment renouvelés ; car, si l'alimentation ne fournissait pas le carbone et l'hydrogène nécessaires, la combustion se ferait aux dépens des organes et bientôt surviendraient des perturbations dans la santé.

DE LA QUANTITÉ D'OXYGÈNE ENLEVÉ A L'AIR RESPIRÉ, AU PROFIT DE L'ORGANISATION ANIMALE.

L'air atmosphérique étant composé de 79 parties d'azote et de 21 parties d'oxygène, des chimistes ont calculé que la quantité d'oxygène enlevé à l'air introduit dans le poumon, était :

Pour *une* inspiration. . . .   de 1 pouce 1/2 cube.
Par minute. . . . .   de 31 pouces cubes.
Par 24 heures. . . . . . .   de 745 décimèt. cubes.

L'inspiration a porté dans notre économie du gaz

oxygène, l'expiration en rejette du gaz acide carbonique résultat de la combustion qui s'est opérée.

La quantité d'acide carbonique expiré se trouve en rapport avec l'âge, le tempérament, la nourriture, l'état de santé, l'heure de la journée, etc.

Sur 100 parties d'air inspiré, chaque expiration rejette 3 parties au minimum, et 5 parties au maximum, d'acide carbonique.

La quantité d'acide carbonique exhalée par la voie pulmonaire est plus considérable chez le jeune homme que chez le vieillard, chez le chanteur que chez celui qui ne chante pas.

L'étude des phénomènes chimiques de la respiration, a fait découvrir l'intime relation qui existe entre cette fonction et la nutrition. Dans certaines maladies où la digestion est enrayée et qui nécessitent une diète sévère, l'oxygène introduit dans la circulation, ne trouvant plus de carbone et d'hydrogène à brûler, attaque les parties graisseuses des organes et la combustion se fait à leurs dépens ; l'amaigrissement ne reconnaît pas d'autre cause. Si la diète se prolonge toujours, les parties grasses des muscles et même des os, sont attaquées par l'oxygène et le malade tombe dans l'*émaciation* ou dernier degré de maigreur. Des expériences faites sur les animaux ont démontré positivement que si la perte du carbone n'était pas réparée, l'animal languissait, et qu'il mourait de même que la lampe s'éteint faute d'huile.

Lorsque l'*hématose* ou substitution de l'oxygène de l'air à l'acide carbonique contenu dans le sang veineux, est incomplète, il y a également perturbation dans la santé, car un parfait équilibre doit exister entre les quantités d'oxygène introduites dans la circulation artérielle et les quantités d'acide carbonique contenues dans la circulation veineuse. Or, dans le cas d'hématose incomplète, il est urgent de quitter les lieux dont l'atmosphère est viciée par de l'acide carbonique, comme celui des capitales, grandes villes, localités malsaines, et d'aller habiter les campagnes bien exposées, où l'on respire un air pur.

Si le lecteur a bien saisi les phénomènes chimiques de la respiration, il doit comprendre désormais la haute importance de la question alimentaire pour le chanteur. Les classifications d'aliments données dans les divers traités d'hygiène ont vieilli ou sont incomplètes; nous reproduirons ici quelques paragraphes de notre *Hygiène alimentaire*, où se trouvent la description et l'analyse de toutes les substances qui peuvent servir à l'alimentation de l'homme, et leur meilleur mode de préparation. etc., etc. La classification suivante, basée sur des faits chimiques et physiologiques incontestables, éclairera le lecteur sur le choix des aliments, selon les circonstances et l'état de leurs organes.

CLASSIFICATION DES ALIMENTS.

Les substances alimentaires sont rangées en trois classes : les aliments hydro-carbonés ou respiratoires, les albuminoïdes ou plastiques, et les corps gras.

1º Les aliments *hydro-carbonés* ou respiratoires sont composés d'eau et de carbone : les sucres, les gommes, les fécules, les mucilages, les végétaux en général, etc. Ces substances, qui entrent dans notre nourriture journalière, offrent un phénomène très-remarquable, elles sont incessamment détruites par la combustion générale qui entretient la vie, et, malgré la masse énorme qu'on en absorbe chaque jour, l'analyse chimique n'en retrouve que de faibles traces dans les parties fluides et solides de nos organes.

2º Les aliments *albuminoïdes* ou plastiques, formés d'hydrogène, d'oxygène, de carbone et particulièrement d'azote : la chair, le sang, les cartilages, la gélatine, le gluten des céréales, le jaune des œufs, la légumine des haricots, des lentilles, etc. ; l'albumine des pommes de terre, etc. Ces substances contiennent les éléments plastiques du parenchyme de nos organes; on les rencontre partout, depuis l'enveloppe cutanée jusque dans la moelle des os.

3º Les corps gras ou aliments qui contiennent beaucoup de carbone et d'hydrogène, peu d'oxygène et point d'azote : les suifs, les graisses, le beurre et les huiles animales ou végétales. Les graisses fournies par les végétaux et les animaux sont identiques, c'est-à-dire que l'analyse chimique y découvre les mêmes principes (1).

Les aliments de la première classe répandent par tout le corps leur carbone qui, se brûlant sans cesse, distribue la chaleur et vivifie. Les chanteurs d'une organisation nerveuse, excitable, qui consomment beaucoup d'hydrogène et de carbone, et qu'il serait nuisible de stimuler, prendront de préférence leurs aliments dans la première et troisième classes, sans toutefois s'abstenir des aliments de la deuxième, car l'homme étant *omnivore*, il ne saurait se nourrir exclusivement d'une seule sorte d'aliments, sans nuire à sa santé.

Les chanteurs d'une constitution molle, débile, qui veulent accroître leurs forces, choisiront leurs aliments parmi ceux de la deuxième classe, qui, sous un petit volume, contiennent une quantité considérable de sucs nutritifs. Parmi les substances azotées, les viandes noires rôties possèdent, outre leur qualité nutritive, des qualités excitantes très-favorables à la digestion des estomacs paresseux.

---

(1) Voyez l'ouvrage intitulé : *Hygiène alimentaire,* où la question des aliments est traitée avec tous les détails qu'elle mérite. (Chez Dentu, éditeur, Palais-Royal, Paris.)

Règle générale. — Les artistes chanteurs et dramatiques, de même que les orateurs, lecteurs, et toutes les personnes dont la profession exige une grande dépense d'action pulmonaire, devront toujours prendre à leurs repas des aliments des trois classes, et ne jamais se tenir à une seule, par cette raison qu'il faut réparer en même temps les forces musculaires et les pertes faites par la respiration. Ils trouveront donc d'excellents réparateurs dans le choix et le mélange des aliments des trois classes. Le bon vin, la bière, l'eau vineuse, le lait sucré, etc., devront être leurs boissons ordinaires. Ils rejetteront les boissons acides, les liqueurs fortes, et s'abstiendront des fruits acides ou acerbes, qui leur seraient préjudiciables.

Nous résumerons les démonstrations précédentes en ces termes : la condition essentielle pour le chanteur est une alimentation réparatrice en rapport avec les pertes qu'il fait pendant les exercices du chant. On reconnaît que la réparation est complète lorsque les forces pulmonaires sont dans leur plénitude, lorsque les mouvements du larynx sont plus faciles et plus sûrs. Au contraire, une alimentation insuffisante ou de mauvais choix, appauvrit les forces musculaires, les rend impropres à l'exécution des morceaux de chant qui sollicitent la vigueur et la souplesse des organes vocaux. Le chanteur qui, par exemple, dépenserait dix de forces musculaires et ne remplacerait que cinq, serait dans ce cas. Le chanteur qui perdrait cent cinquante grammes de carbone par jour, et dont l'alimentation ne fournirait pas une quantité équivalente, ne tarderait pas à éprouver des perturbations dans les fonctions respiratoires.

CHAPITRE XI.

HYGIÈNE GÉNÉRALE DES CHANTEURS.

L'hygiène générale du chanteur se résume dans ces mots : éviter toutes les influences qui peuvent compromettre l'intégrité des fonctions pulmonaires et nuire à la liberté des organes vocaux. Pour plus de concision, nous réduirons à neuf les préceptes généraux :

1° Pendant l'exercice du chant, laisser le cou et la poitrine dans une liberté complète, c'est-à-dire les exempter de vêtements qui puissent les gêner. On comprendra parfaitement l'importance de ce précepte si on réfléchit au mécanisme de la respiration. En effet, lorsque le poumon se remplit d'air, pendant l'inspiration, si un corset, une ceinture, un lien quelconque établit une compression à la base de la poitrine, il en résultera nécessairement une résistance et par conséquent une gêne à la dilatation pulmonaire. Dans les mouvements d'expiration, lorsque le

chanteur voudra ménager la sortie de l'air, le corset
et la ceinture agiront encore d'une manière tout à
fait contraire; de telle sorte que, pour arriver au résultat qu'on obtiendrait sans peine, si la poitrine
était exempte de compression, la cantatrice fera des
efforts, se fatiguera en pure perte. Mais il faut encore dire que le corset et la cravate ne bornent point
là leurs inconvénients; ils peuvent déterminer les
plus graves accidents chez les sujets pléthoriques,
tels qu'arrêt de la circulation, engorgement et rup-
ture des vaisseaux du poumon et du cerveau, et ces
ruptures donnent ordinairement lieu à des hémorragies mortelles ; les exemples de ces hémorragies
foudroyantes ne sont point rares. Devant des accidents si funestes, on ne saurait se tenir trop en garde
contre les causes qui peuvent les déterminer.

2° Ne jamais fatiguer les organes de la voix par
un chant trop longtemps soutenu ou trop aigu, et
s'arrêter dès qu'on éprouve un sentiment de fatigue.
Le chant aigu exige une tension des cordes vocales
qui finirait par les rendre douloureuses ; le chant
longtemps soutenu occasionne des pertes nerveuses
dont la réparation condamne le chanteur à un repos
plus ou mois long, sous peine d'user sa voix, s'il
s'obstinait à vouloir vaincre la fatigue.

Voici, en quelques lignes, l'exposé des conséquen-
ces fâcheuses de l'excès du chant : le poumon, le larynx et la glotte étant fatigués par les contractions

et vibrations trop longtemps prolongées, la respiration ne se fait plus aussi largement, à cause de la lassitude des forces musculaires. La fonction du renouvellement de l'air n'agissant plus aussi fréquemment, l'oxygénation du sang devient imparfaite ; la circulation, si intimement liée à la respiration, languit, s'embarrasse ; le sang séjourne dans l'artère pulmonaire ; les veines jugulaires se gonflent, les cérébrales s'engorgent ; tout le système nerveux fonctionne mal. Ces désordres des fonctions circulatoires peuvent en amener d'autres beaucoup plus graves et quelquefois funestes, si le chanteur s'obstine à continuer la gymnastique vocale lorsque ses organes, excédés de fatigue, réclament impérieusement le repos. Les enrouements tenaces, les aphonies et dysphonies sont bien souvent le résultat de ces fatigues; les chanteurs ne sauraient trop se le rappeler.

3° Lorsqu'on doit chanter, ne jamais se livrer à des exercices musculaires, comme la danse, la marche précipitée, la conversation bruyante et animée, etc.; parce que, dans tous ces exercices, le poumon est mis en action par une respiration plus active ; la fatigue qui s'ensuit est d'abord inappréciable ; mais elle se fait bientôt sentir et l'on s'aperçoit alors que la voix a perdu de sa vigueur. Du reste, presque tous les chanteurs intelligents s'abstiennent de tout exercice physique, quelques heures avant de se livrer à leur art. On rapporte à ce sujet, que le célèbre chanteur Martin ne discutait et ne riait jamais aux éclats, dans la crainte de compromettre la pureté de sa voix. Il savait que le rire immodéré, de même que la discussion animée, exige une tension spasmodique des cordes vocales et qu'après la tension survient le relâchement.

4° Le chanteur se gardera soigneusement des variations brusques de température, parce que les suppressions et réactions de transpiration retentissent toujours d'une manière fâcheuse sur les organes vocaux et pulmonaires.

Il évitera de chanter en plein air, surtout quand l'atmosphère est froide.

Après avoir chanté au théâtre, au concert ou dans un appartement chaud, il ne devra jamais s'exposer subitement à l'air froid extérieur, parce que l'exercice du chant ayant développé une excitation et quelquefois une congestion de la muqueuse qui tapisse l'appareil vocal, cette excitation peut revêtir le caractère inflammatoire par le brusque passage d'une température chaude à une température froide. L'enrouement, les angoisses, les bronchites qui frappent les chanteurs ne reconnaissent souvent pas d'autre cause. Le précepte d'éviter les variations brusques de température ne s'adresse pas seulement aux chanteurs ; mais il s'adresse aussi aux artistes dramatiques, orateurs, lecteurs, et à tous ceux dont la profession exige l'exercice soutenu de la voix. Si, par une circonstance fortuite, le chanteur était forcé de s'exposer au grand air, immédiatement après son débit, il devra s'appliquer un mouchoir sur la bouche et sur le nez, afin de modifier la vivacité de l'air respiré. Il pourra encore, comme moyen préservatif, boire un verre d'eau sucrée, aromatisée de quelques cuillerées d'un vin généreux ou d'une cuillerée de vieux rhum. Cette boisson, à la fois tonique et résolutive, abat l'excitation de la muqueuse laryngo-buccale et la met à l'abri de l'influence atmosphérique.

5° L'alimentation du chanteur doit être essentiellement réparatrice, c'est-à-dire toujours en rapport avec les pertes occasionnées par l'exercice du chant. Nous engageons le chanteur à relire attentivement le chapitre précédent, car les enseignements qu'il renferme sont pour lui de la plus haute importance.

L'exercice du chant est défendu aux heures où se fait la digestion, parce qu'alors toutes les forces de l'organisme sont concentrées sur l'estomac pour opérer cette fonction. Si ces forces étaient détournées sur un autre point de l'économie, la digestion languirait, se ferait mal, et la nutrition en souffrirait. Nous venons de dire que le chanteur avait besoin de réparer amplement les pertes qu'il fait; or, une bonne et parfaite digestion est indispensable pour atteindre ce but. Chanter pendant que la digestion s'opère serait courir les risques d'arriver au but opposé.

Lorsque l'estomac est plein d'aliments, le diaphragme est refoulé, la capacité de la poitrine diminuée; alors les grandes inspirations sont difficiles et quelquefois pénibles; le poumon ne fonctionne qu'incomplétement; la voix est lourde, voilée, fausse parfois, et le chanteur qui, dans cet état, s'obstinerait à chanter, pourrait fort bien provoquer, soit une dilatation des cavités du cœur, soit un anévrisme des gros vaisseaux, quelquefois une apoplexie !

Il est passé en proverbe que la chanson après dîner favorise la digestion. Cette assertion ne peut concerner que les chants légers, à cause de l'agréable distraction et de la joie qu'ils font naître ; car elle est complétement erronée quant aux chants qui exigent une grande dépense de forces pulmonaires. Relativement à l'action des organes vocaux et à la dépense qu'occasionnent l'un et l'autre chants, on peut établir cette comparaison : la chanson bachique est au chant musical ce que la promenade est à la course. Il n'est personne qui ne sache, par expérience, qu'entreprendre une course prolongée immédiatement après le repas, est une imprudence qui peut avoir de très-fâcheux résultats.

Le chanteur ne devra donc s'exercer ou se livrer à son art qu'à l'heure où sa digestion est arrivée à sa troisième période ; pendant les première et deuxième périodes, il y a élévation du pouls, concentration des forces vitales sur l'estomac, paresse musculaire, respiration moins facile, etc.; ces signes du travail digestif disparaissent ordinairement deux ou trois heures après le repas, et l'on peut alors chanter sans danger pour la digestion.

6° DU SOMMEIL. — L'activité du chanteur ne se borne pas seulement aux organes vocaux; elle retentit sur l'organisation physique et morale tout entière. Le sommeil est aussi nécessaire que les aliments pour réparer les pertes faites pendant la veille; car si la nutrition régénère la matière organique, le sommeil du chanteur doit être entouré de toutes les conditions propres à le rendre calme et réparateur. La pièce qui lui sert de chambre à coucher sera éloignée de tout bruit; elle sera spacieuse et bien aérée afin de fournir largement à la consommation respiratoire. Un lit ni trop mou ni trop dur; point de rideaux fermés qui confinent l'air, s'opposent à son renouvellement et s'imprègnent d'émanations animales. Un verre d'eau sucrée, aromatisée de fleur d'orange, en se mettant au lit; une lecture gaie qui amuse l'esprit au lieu de le fatiguer, amèneront le sommeil et fermeront doucement ses paupières.

7° Les soins hygiéniques pour l'entretien de la propreté de l'enveloppe cutanée, sont des plus favorables à la voix. L'usage fréquent du bain, pour assouplir la peau et la purger des impuretés qu'y dépose incessamment la transpiration, exerce une influence marquée sur la fraîcheur de la voix. Les

Grecs et les Romains avaient remarqué que les orateurs et les chanteurs possédaient une voix plus pure et plus sonore lorsqu'ils sortaient du bain. Du reste, le bain domestique est un excellent moyen de délassement; il repose les organes fatigués et leur donne une nouvelle vigueur.

8° CONCERNANT LE SEXE FÉMININ EXCLUSIVEMENT.— A l'époque du tribut mensuel, les cantatrices auront le plus grand soin d'éviter les alternatives du froid et du chaud, les courants d'air, l'immersion des pieds et des mains dans l'eau froide, les boissons glacées et tout ce qui peut enfin amener un retard, un obstacle ou une suppression; car le moindre dérangement dans cette fonction est toujours nuisible à la voix. Les femmes délicates, impressionnables, devront porter des caleçons pendant la durée de cette époque, et si elles le peuvent sans nuire à leurs intérêts, elles feront bien de s'abstenir de chanter pendant ces jours néfastes, leur voix étant d'ailleurs moins flexible, moins pure et beaucoup plus susceptible de se fatiguer.

9° CONCERNANT LES DEUX SEXES. — Éviter les embûches de l'amour; être sobre des plaisirs vénériens; car leur excès retentit d'une manière fâcheuse sur le système vocal. Une foule d'éminents artistes ont perdu leur voix en buvant avec trop de précipitation à la coupe des voluptés sensuelles; c'est une vérité physiologiquement reconnue et que

nous rendrons sensible au lecteur par les démonstrations suivantes :

SYMPATHIE DÉS ORGANES VOCAUX AVEC CERTAINS AUTRES ORGANES DE L'ÉCONOMIE.

Le système nerveux du corps humain offre un si
vaste développement et des ramifications si multi-
pliées, des anastomoses ou communications si nombreuses, qu'il devient très-naturel qu'une impression reçue par tel ou tel organe retentisse sur tel ou
tel autre, au moyen de la correspondance nerveuse
qui existe entre eux. Ces phénomènes de correspondance, désignés autrefois par le nom de sympathie,
s'expliquent parfaitement aujourd'hui par l'action ré-
flexe des centres nerveux.

Parmi les organes en relation sympathique avec
les organes vocaux, on cite l'enveloppe cutanée, l'estomac, et surtout l'appareil génital. Ainsi, à peine la
peau a-t-elle éprouvé un refroidissement, que le son
vocal est altéré, la voix enrouée. — Dans les embarras gastrites, la voix est également voilée ; son timbre n'est plus le même. — Mais la relation, la sympathie la plus intime est sans contredit celle qui
existe entre les organes vocaux et génitaux ; le développement des uns est subordonné au développement des autres. A l'époque de la puberté, la voix
change de timbre et de caractère ; elle devient grave

et pleine chez l'homme, plus claire, plus aiguë chez la femme.

Les sujets dont l'appareil génital éprouve un arrêt de développement en ressentent un semblable dans l'appareil vocal. — Les individus qu'une horrible mutilation a privés du sexe dès leur bas-âge, conservent toute leur vie la voix aiguë et perçante de l'enfance.

Cette sympathie ou correspondance des systèmes laryngo-génital étant démontrée, il est naturel de prévoir que les fonctions exagérées des organes génitaux, retentiront sur les organes vocaux ; c'est-à-dire que la fatigue et l'épuisement éprouvés par les premiers seront ressentis par les seconds ; car l'épuisement causé par la fréquence d'un acte qui met en jeu toutes les puissances nerveuses de l'organisation, doit nécessairement porter atteinte à l'énergie, au timbre et à la pureté de la voix.

La correspondance laryngo-génitale est une des lois de la matière vivante ; elle existe non-seulement chez l'homme, mais encore chez tous les êtres qui sont doués d'un appareil vocal. C'est à son influence qu'est due ce qu'on appelle la *mue de la voix*. Les oiseaux chanteurs qui font retentir les airs de leurs accents variés quand arrive le temps des amours, perdent leurs notes mélodieuses quand ce temps est passé ; le rossignol, la fauvette, l'alouette, etc, font exemple. Certains animaux ne retrouvent leur voix qu'à l'époque de la reproduction, et deviennent muets aussitôt après. Le paon perd sa queue, le faisan son riche plumage; le cerf, l'élan, le renne voient tomber leur bois; tous les êtres éprouvent une modification quelconque, et, quoiqu'à l'homme seul soit dévolu le privilége d'aimer en toute saison, il peut fort bien arriver au chanteur imprudent de perdre sa voix, s'il oublie de se conformer au code hygiénique du domaine de l'amour.

Les ouvrages de médecine rapportent une foule d'observations de chanteurs et de cantatrices qui, pour s'être imprudemment endormis dans les bras de l'amour, ont, avec leur belle voix, perdu gloire et fortune. Ce malheur, arrivé à plusieurs éminents artistes contemporains, et entre autres à une charmante cantatrice, est un exemple trop récent pour que nous puissons le citer.

Les artistes chanteurs et dramatiques doivent donc bien se pénétrer de cette vérité, que toutes les influences, fatigues et maladies des organes génitaux retentissent généralement sur les organes de la voix. Les docteurs Colombat, Benati, Petrequin, Second, Brouc et plusieurs autres, ont fourni des faits qui établissent nettement la correspondance pathologique de ces deux systèmes d'organes. Les chanteurs ne sauraient mettre trop d'empressement à se préserver ou à combattre ces dangereux ennemis de la voix. Les cantatrices se garantiront des diverses causes qui peuvent amener des suppressions, dysménorrhées, flueurs blanches et autres affections de cette triste famille. Les vices scrofuleux, scorbutiques, syphilitiques, les éruptions cutanées dites exanthématiques, peuvent, en se déplaçant, se porter sur l'appareil phonateur et y exercer leurs ravages; c'est à la médecine d'y porter remède, et le chanteur qui en est atteint doit sans retard se confier aux soins d'un médecin éclairé.

Nous terminerons ce chapitre par quelques documents historiques sur les soins minutieux que les anciens prenaient de leur voix. Le lecteur nous saura peut-être gré d'avoir réuni en peu de lignes ces documents épars dans divers auteurs.

Les orateurs, artistes dramatiques et chanteurs d'Athènes et de Rome anciennes, usaient de mille moyens pour obtenir une voix pure et sonore. Ils n'auraient pas prononcé un mot, le matin, avant que d'avoir méthodiquement émis le son du médium d'abord, puis les sons graves et enfin les sons aigus. Les chanteurs en se levant commençaient à faire sortir les sons peu à peu et graduellement, afin de ne pas violenter les organes vocaux, en exigeant d'eux un brusque déploiement de forces; ils restaient même couchés durant ces exercices, et ne se levaient qu'après avoir parcouru plusieurs fois les degrés de l'échelle musicale, de la note la plus basse à la plus aiguë, et alternativement.

Martial, Perse et Juvenal, en parlant des précautions que prenaient les orateurs et les chanteurs, pour conserver leur voix, disent qu'ils se nettoyaient le gosier et les fosses nasales avec diverses infusions de plantes.

Dioscoride et Pline indiquent une vingtaine de plantes et autant de recettes propres à embellir et à conserver la voix.

Suétone raconte que Néron s'appliquait une lame de plomb sur la poitrine, pendant qu'il s'exerçait, en particulier, à déclamer et à chanter. Il retirait cette lame lorsqu'il devait paraître en public ; alors, sa poitrine n'étant plus gênée par l'obstacle, sa voix sortait pleine et sonore dans toute sa beauté.

Aristote, Cicéron, Apulée sont unanimes sur les précautions qu'apportaient les orateurs et chanteurs au développement et à la conservation de leur voix ; Sénèque, le père, a fait connaître les mille pratiques superstitieuses en usage parmi eux.

Enfin Quintilien, l'orateur, nous a appris que les anciens avaient fait de profondes études sur la voix humaine et sur les pratiques les plus favorables à son parfait développement. Selon cet auteur, l'art vocal était devenu à Rome une profession aussi lucrative qu'honorée.

CHAPITRE XII

HYGIÈNE SPÉCIALE

Les altérations de la voix sont causées par diverses affections qu'on peut diviser en trois classes :

1º Les maladies qui frappent les organes phonateurs proprement dits;

2º Celles qui affectent les annexes ;

3º Toutes les maladies et influences qui peuvent
agir directement ou indirectement sur le tuyau vocal et ses dépendances.

Dans la première classe on range la laryngite et
la bronchite aiguë ou chronique, la phthisie laryngée, l'œdème de la glotte, etc.

Aux deuxième et troisième classes appartiennent
les maladies du poumon, des bronches, des amyg-

dales, bouche, arrière-bouche, pharynx, fosses nasales, voile du palais, etc., ainsi que les diverses affections chroniques et nerveuses peu connues qui retentissent toujours d'une manière fâcheuse sur l'appareil vocal.

Ce simple énoncé d'affections plus ou moins graves, indique positivement que l'art médical seul est apte à les combattre, et qu'il est urgent, dès leur début, de s'adresser à lui, car l'hygiène est alors impuissante.

Quoique la question médicale dût rester étrangère au cadre de notre ouvrage, nous relèverons cependant quelques-unes des affections qui attaquent le plus fréquemment l'appareil vocal, dans le but d'être utile à nos lecteurs en les éclairant sur les moyens préservatifs et curatifs.

DU MAL DE GORGE.

De tous les organes de l'économie humaine, il n'en est aucun qui soit plus exposé aux influences extérieures et, partant, plus susceptible d'être irrité, que les membranes muqueuses qui tapissent l'appareil vocal, c'est-à-dire les bronches, le larynx, le pharynx, la bouche et les fosses nasales. En effet, continuellement sous l'influence d'agents extérieurs, tels que l'air froid, chaud, humide, les gaz irritants, la poussière, les aliments et boissons, les mouvements de la parole et du chant, etc., ces muqueuses doivent être plus fréquemment atteintes que les autres.

Les causes les plus communes de l'irritation de la gorge, sont les transitions brusques du chaud **au** froid, les courants d'air sur la peau en moiteur, la promenade du soir dans les lieux humides, le froid des pieds, les aliments irritants et boissons de même nature, les suppressions de transpiration, etc., etc.

Dès que la membrane muqueuse de la gorge est devenue le siége d'une irritation ou d'une inflammation, elle se gonfle, s'épaissit, s'engorge ; alors le calibre du tuyau vocal est diminué, et la voix devient enrouée. Bientôt, une transsudation muqueuse plus ou moins abondante succède à la sécheresse de la gorge ; l'expectoration a lieu et ne cesse que lorsque l'irritation est usée, a disparu.

Ordinairement, le mal de gorge se borne à l'irritation d'une partie de la membrane ; quelques jours d'un régime calmant et quelques gargarismes émollients suffisent pour la conduire à sa fin. Quelquefois, au contraire, l'irritation s'étend par continuité aux parties voisines , et peut envahir toutes les muqueuses; bronchique, laryngienne, nasale, les amygdales et le voile du palais. Dans ce cas, l'affection revêt un caractère de gravité qui exige impérieusement un traitement antiphlogistique énergique.

DU CORYZA OU RHUME DE CERVEAU.

L'inflammation de la membrane pituitaire peut être directe, c'est-à-dire se développer tout à coup sous une influence locale, ou être consécutive à un mal de gorge. Le rhume de cerveau est une des causes les plus fréquentes de l'altération de la voix ; les fosses nasales étant bouchées et l'air ne pouvant plus les parcourir librement, il en résulte une voix nasonnée, surtout dans les sons graves et dans l'émission des syllabes nasales. Le refroidissement subit des pieds, de la tête, du cou, de la poitrine, quoique n'étant pas une cause spécifique du coryza, en est cependant la cause la plus commune.

La durée du rhume de cerveau est de cinq à huit jours ; mais il peut se prolonger de quinze à vingt, et quelquefois devenir chronique. Sa terminaison la plus commune est la résolution ; la membrane pituitaire, après avoir été fortement tuméfiée, revient peu à peu à son état naturel.

Le traitement du coryza est des plus simples, il consiste à garantir la muqueuse nasale de l'impression du froid, de la poussière, de la fumée, des gaz et de toutes les influences qui peuvent l'irriter. On recommande comme moyen d'abattre l'inflammation, d'aspirer souvent par le nez une décoction de guimauve. L'expérience aurait prouvé qu'on peut faire avorter le coryza, si l'on aspire, dès le début, de l'eau de guimauve saturée de laudanum, en se gardant bien toutefois d'avaler la moindre goutte de cette eau. (Voyez l'*Hygiène du Visage.)*

Les chanteurs ne devront jamais perdre de vue cet axiome : plus les atteintes du coryza sont nombreuses, plus la membrane pituitaire est facile à s'enflammer, et plus la voix conserve un timbre nasillard. Ils doivent, par conséquent, se garantir de toutes les influences qui peuvent favoriser le renouvellement du rhume de cerveau.

DE LA BRONCHITE OU RHUME DE POITRINE.

L'irritation de la muqueuse qui tapisse les bronches et le larynx donne lieu à un chatouillement local, suivi de toux plus ou moins forte, et à une expectoration de mucosités grisâtres d'abord, puis verdâtres et enfin blanchâtres, lorsque l'irritation est arrivée à sa fin. Quelques frissons passagers accompagnent ordinairement le début de la bronchite; mais, les autres fonctions de l'économie n'étant point troublées, on vaque à ses affaires. Cette affection, quoique légère, produit toujours une altération de la voix, fort incommode pour les personnes qui sont obligées de parler ou de chanter.

La guérison de la bronchite légère n'exige, le plus

souvent, que de simples précautions hygiéniques :
on condamne au repos l'organe vocal ; on le soustrait
aux vicissitudes atmosphériques ; on s'abstient de
tout mets épicé, de toute boisson irritante, et si ces
moyens restaient insuffisants, on aurait recours aux
boissons émollientes chaudes, telles qu'infusions de
fleur de guimauve, de violettes, aux décoctions de
jujubes, figues, dattes, etc. Un excellent moyen de
faire avorter les rhumes dès leur début est de rubé-
fier la peau du cou et de la poitrine au moyen de
frictions avec une brosse de flanelle ; puis s'appliquer sur le haut de la poitrine, un large morceau
de sparadrap qui a pour effet d'entretenir à la peau
une incessante moiteur ; on excite ensuite une forte
transpiration générale, en buvant deux grands ver-
res d'une tisane sudorifique ainsi composée :

Fleurs de sureau.	
Id. de bourrache.	De chaque, une pincée.
Id. de chèvrefeuille . . .	
Eau de fontaine.	un litre.

Faites infuser.

Cette tisane doit être prise aussi chaude que possible, le soir, en se mettant au lit. La transpiration
est d'autant plus abondante qu'on boit une plus
grande quantité de tisane et que le lit est couvert
d'épaisses couvertures.

Mais, lorsque la bronchite se présente avec de violents symptômes inflammatoires, tels que grand mal de tête, pouls fréquent et dur, toux vive et douloureuse, expectoration nulle, difficile, striée de sang, sentiment de chaleur brûlante dans la poitrine et frisson à la peau, oppression, gêne de la respiration, etc., etc.; alors les moyens hygiéniques sont complétement stériles; des saignées plus ou moins rapprochées deviennent nécessaires; il faut en toute hâte recourir à l'art médical; car ce proverbe vulgaire est plein de vérité : *Un gros rhume négligé devient très-souvent funeste.*

Nous ne parlerons pas ici de la pneumonie ou fluxion de poitrine; cette maladie toujours grave, nécessite impérieusement le secours de la médecine.

DE LA LARYNGITE OU INFLAMMATION DU LARYNX.

Organe essentiel de la voix, le larynx, à raison de ses fonctions, est continuellement soumis à des influences de froid, d'humidité, de chaleur, et aux émanations irritantes que peut contenir l'air respiré; c'est à cause de ces circonstances qu'il est plus exposé que les autres organes à s'irriter. Les affections du larynx étant toujours nuisibles à l'émission et à la pureté du son, le chanteur doit soigneusement éviter toutes les causes qui peuvent intéresser la muqueuse laryngienne.

Nous ne nous occuperons point de la laryngite aiguë qui amène promptement une extinction plus ou moins complète de la voix ; la thérapeutique de cette maladie est exclusivement du domaine de la médecine, et se résume en moyens aussi prompts qu'énergiques.

La laryngite chronique peut succéder à une laryngite aiguë ; mais elle débute souvent sous cette forme par suite de fatigues prolongées de l'organe vocal, et elle empire par l'exercice répété de cet organe, qu'exigent certaines professions. La voix s'altère chaque jour ; si l'on ne condamne le larynx à un repos complet, elle devient enrouée, fausse, sifflante, désagréable, et une aphonie plus ou moins complète ne tarde pas à succéder à ces symptômes.

La laryngite chronique est une maladie sérieuse qu'on doit traiter avec le plus grand soin ; car elle peut dégénérer en phthisie, et la phthisie laryngée est bien souvent mortelle. Le traitement de cette affection est entièrement du ressort de l'art ; nous dirons toutefois que l'on n'a pas fait assez d'expériences sur la respiration des atmosphères artificielles, et sur l'aspiration de vapeurs ou émanations créosotées, que le docteur Colombat de l'Isère a souvent employées avec succès. L'iodure de potassium devrait aussi être plus fréquemment ordonné, à cause de son action spéciale sur les tubercules.

AMYGDALITES OU INFLAMMATION DES AMYGDALES.

Situées derrière les piliers du voile du palais, les amygdales ont été ainsi nommées à cause de leur ressemblance avec une amande. Ces glandes s'enflamment, s'engorgent facilement, et leur inflammation dépend, le plus souvent, d'un refroidissement de la peau avec laquelle elles ont une correspondance sympathique très-prononcée. Le tempérament sanguin prédispose à l'amygdalite, qu'on a aussi dénommée : *angine tonsillaire, esquinancie*. Dans le tempérament lymphatique, l'irritation est moins vive, mais elle s'accompagne d'un gonflement persistant qui peut dégénérer en induration, en squirrhe des amygdales.

L'inflammation et le gonflement des amygdales altère toujours le timbre de la voix et s'oppose d'une manière très-sensible à l'émission du son.

De même que pour les autres affections des organes vocaux, le ministère d'un médecin est nécessaire dans les cas d'amygdalite aiguë ou chronique. Nous ne nous occuperons donc point de son traitement; nous dirons seulement qu'on peut très-souvent la faire avorter en pratiquant au début la cautérisation des amygdales avec un crayon de pierre infernale. Dans les cas d'embarras bilieux, ou de saburres de l'estomac, un vomitif administré opportunément produit les meilleurs effets. On doit être très-réservé à l'égard de la méthode anti-phlogistique, attendu qu'elle favorise le passage de la maladie à l'état chronique et prolonge la convalescence. Dans le cas d'induration complète des amygdales, on a recours à la cautérisation ou à l'excision. Plusieurs praticiens rejettent cette dernière comme privant le sujet d'un organe nécessaire et pouvant amener une hémorrhagie ; l'expérience a prouvé que leurs craintes étaient erronées, et que cette opération n'offrait aucun danger. L'excision des amygdales est devenue nécessaire, lorsque tous les autres moyens curatifs ont échoué.

DE L'ENROUEMENT OU RAUCITÉ DE LA VOIX.

L'enrouement est toujours le résultat d'un gonflement, aigu ou chronique, de la membrane muqueuse qui tapisse le larynx, et met obstacle au courant d'air et aux vibrations faciles des cordes vocales. Lorsque l'intumescence de cette membrane est à son plus haut degré, il y a impossibilité d'émettre le son.

Dans le mal de gorge, la bronchite, la laryngite et le coryza, il y a le plus souvent altération de la voix, enrouement plus ou moins prononcé, selon l'intensité de l'inflammation des muqueuses. Or, l'enrouement n'étant point une maladie, mais bien le résultat d'une des affections sus-désignées, l'indication naturelle estde combattre ces affections, et l'enrouement disparaît avec elles.

Quant à l'enrouement des chanteurs, causé, soit par la fatigue de l'organe vocal, soit par la brusque transition d'un air chaud à un air froid, immédiatement après l'exercice du chant, soit enfin par la déglutition d'une glace ou d'une boisson glacée, cet enrouement se guérit par le repos, par l'usage d'une tisane diaphorétique et du gargarisme n° 6, indiqué plus loin.

DE LA SÉCHERESSE DE LA BOUCHE ET DES MUCOSITÉS BUCCALES.

Ces deux états anormaux de la muqueuse laryngobuccale ont de graves inconvénients pour le chanteur. On obvie à la sécheresse, en conservant pendant quelques instants dans la bouche, et en se gargarisant avec une infusion théiforme de feuilles d'oranger, ou simplement avec de l'eau chaude, légèrement sucrée et aromatisée de quelques gouttes de rhum ou d'eau-de-vie. L'eau chaude aromatisée agit de deux manières · d'abord elle modifie la sécheresse, en ramollissant la muqueuse ; ensuite elle donne du ton à cette membrane. M. Stéphen de la Madelaine, professeur consommé dans l'art vocal, indique un moyen fort simple et dont il s'est plusieurs fois servi avec succès ; ce moyen consiste tout simplement à rouler un petit fétu de bois dans la bouche ;

l'excitation produite par ce corps étranger suffirait pour entretenir une sécrétion de salive convenable.

L'abondance des mucosités buccales vient d'une modification de sécrétion de la membrane; elle produit toujours une altération de la pureté du son et s'oppose parfois au débit. L'usage répété, plusieurs fois par jour, du gargarisme n° 3, rappelle ordinairement la membrane à son état normal et tarit l'écoulement.

APHONIE, *ou perte de la voix;* DYSPHONIE, *ou difficulté de la voix dépendant d'une lésion du système nerveux ou de la suppression d'une évacuation périodique.*

Cet ouvrage ne comportant point ces questions exclusivement médicales, nous nous bornerons à rappeler ici que diverses névroses et paralysies peuvent entraîner la perte de la voix. Les médecins qui ont fait des études spéciales sur les maladies de la voix, admettent que l'inertie des muscles laryngés provient très-souvent d'une lésion de la moelle épinière, ou des nerfs qui se distribuent dans cette région. Dès qu'un chanteur s'aperçoit que l'exercice du chant produit chez lui l'inertie qu'on vient de signaler, il doit immédiatement soumettre sa voix à un repos absolu et s'adresser à un homme de l'art. Toutes les lésions du système nerveux sont extrêmement graves et réclament un traitement aussi prompt qu'énergique, parce qu'elles peuvent dégénérer en paralysie, et la paralysie est la mort de l'organe.

La suppression d'une évacuation périodique, tel que le flux hémorrhoïdal, et particulièrement le flux menstruel chez la femme, peuvent aussi déterminer une aphonie plus ou moins complète.

Nous connaissons en ce moment une dame frappée d'aphonie par suite d'aménorrhée, et qui, depuis huit mois, se fait traiter sans succès. Le seul moyen de guérison, en pareil cas, est de rappeler le flux supprimé.

Nous ferons observer, en terminant, que les maladies des organes vocaux et des viscères pectoraux ne sont pas les seules auxquelles soient exposés les chanteurs. L'exercice de leur art les prédispose à plusieurs autres infirmités; ainsi les basses- tailles ont une prédisposition au relâchement des muscles abdominaux, et, par conséquent, aux hernies. Les voix aiguës, portant le sang aux régions supérieures, ont une prédisposition aux migraines et aux congestions cérébrales. C'est pour cela que les connaissances hygiéniques devraient être le complément de l'éducation des artistes chanteurs et dramatiques.

DES GARGARISMES.

Le mot gargarisme tiré du grec γαργαρίζω, *laver*

la bouche, désigne un liquide destiné à agir sur les parois de la cavité buccale. Se gargariser, c'est imprimer au liquide divers mouvements propres à le pousser dans toutes les anfractuosités orales et gutturales. Lorsqu'on veut se bien gargariser l'arrière-bouche, il faut renverser la tête en arrière et chasser l'air du poumon, de manière à produire une espèce de bouillonnement du liquide, et, après quelques secondes, le rejeter, puis, recommencer plusieurs fois de suite la même manœuvre, en ayant soin de ne rien avaler.

Les gargarismes sont rangés dans la classe des topiques, parce qu'ils n'agissent que localement. Les affections qui nécessitent leur emploi, sont les diverses irritations et inflammations des organes de la bouche et de l'isthme du gosier ; l'atonie, le relâchement, la paralysie de ces organes, la procidence de la luette, les ulcérations des gencives, du voile du palais, etc. Les substances médicamenteuses qui entrent dans la composition des gargarismes sont aussi variées que les affections contre lesquelles on les dirige. Nous relevons ici les formules dont l'efficacité a été reconnue par les plus habiles praticiens, qui s'en sont toujours servi avec succès.

GARGARISMES ADOUCISSANTS.

Les gargarismes adoucissants et émollients se

préparent avec les décoctions mucilagineuses de racine de guimauve, de graine de lin, de figues, etc., et avec les infusions de fleur de mauve, de guimauve, etc. Les suivants sont les plus usités contre les irritations et inflammations de la bouche et arrière-bouche.

N° I.

Décoction de racines de guimauve. . .	250	grammes.
— de figues grasses	125	—
Lait.	100	—
Sirop de gomme.	50	—

N° II.

Infusion de fleurs de guimauve. . . .	100	—
Lait chaud	50	—
Sirop de gomme.	30	—

N° III.

Gargarisme astringent.

Roses rouges.	10	—

Faites infuser, passez et ajoutez :

Tannin.	1	—
Miel rosat	30	—

N° IV.

Gargarisme détersif.

Eau d'orge . . . . 250 —
Alcool sulfurique . . . . 2 —
Miel rosat . . . . 60 —

Employé pour déterger les gencives et la muqueuse buccale.

N° V.

Gargarisme détersif boraté, ou liqueur contre les aphthes.

Infusion de feuilles de ronces . . . . . 250 —
Borate de soude. . . . . 5 —
Miel rosat. . . . . 30 —

Il faut avoir soin de ne rien avaler en se gargarisant.

N° VI.

Gargarisme excitant tonique, employé contre l'atonie et le relâchement de la muqueuse buccale.

Infusion de sauge . . . . 180 —
Teinture de quinquina. . . . . 15 —
Esprit de cochléaria . . . . 5 —
Sirop de mûres. . . . . 15 —

Ce gargarisme est aussi anti-scorbutique.

No VII.

Gargarisme styptique.

Décoction filtrée d'orge	300	—
Sulfate d'alumine	5	—
Sirop diacode	20	—

Ce gargarisme a été employé avec succès par le docteur Benati, dans les affections chroniques de la muqueuse buccale, avec relâchement ou atonie de cette membrane; il est aussi d'un grand secours dans les aphonies et dysphonies.

N° VIII.

Gargarisme astringent.

Sulfate d'alumine	8	—
Eau distillée de roses	30	—
Infusion de roses de Provins	180	—
Décoction filtrée de quinquina	180	—
Miel rosat	40	—

Le docteur Colombat s'est servi avec avantage de ce gargarisme dans le cas d'aphonie causée par l'excès de fatigue des organes vocaux ou par une faiblesse générale de la constitution.

N° IX.

Gargarisme irritant.

Ce genre de gargarisme n'est ordonné que dans l'atonie complète ou la paralysie partielle des muscles de la langue, et dans les dégénérescences de la muqueuse buccale, par suite d'une inflammation chronique.

Eau de sauge	250	—
Esprit de cochléaria	25	—
Sel ammoniac	5	—
Pyrèthre pulvérisé.	10	—

Faites digérer pendant une nuit, coulez et ajoutez :

Miel rosat	15	—

Les gargarismes préparés avec les acides sulfurique et hydrochlorique abondamment dilués, ont la propriété de modifier les inflammations cancéreuses et aphtheuses de la bouche. Le gargarisme fait avec le chlorure de chaux ou de sodium, neutralise l'odeur fétide dont la bouche est le siége dans les stomatites couenneuses ou maladies des gencives, et dans les dégénérescences gangréneuses de la bouche et du pharynx.

Nous ferons observer ici que beaucoup de personnes assurent s'être servies avec succès, au début ou à la fin du mal de gorge, d'un gargarisme d'eau légèrement salée ; d'autres prétendent avoir prévenu l'irritation gutturale en mangeant des huîtres. Ces deux moyens peuvent être essayés sans inconvénient, lorsque le mal de gorge n'offre point les caractères d'une violente inflammation ; dans le cas contraire, c'est aux émollients qu'il faut avoir recours.

POTIONS *contre l'aphonie ou perte de la voix.*

Thé.	4	—
Lierre terrestre.	4	—
Bouillon blanc	4	—
Iris de Florence.	3	—
Eau bouillante.	190	—

Passez après refroidissement et ajoutez :

Rhum.	8	—
Sirop de velar	8	—
Sirop de baume de Tolu	4	—
Teinture de cannelle.	1	—

On prend deux cuillerées de deux heures en deux heures.

Cette potion est recommandée par plusieurs praticiens célèbres, comme très-efficace dans l'aphonie par faiblesse des organes vocaux.

Dans les cas de raucité de la voix ou d'extinction

par suite d'inflammation et d'épaississement de la muqueuse, on a préconisé les frictions sur les parties latérales du cou avec l'huile de croton ou la pommade stibiée. Ces frictions développent une éruption de boutons sur la peau, et cette irritation extérieure déplaçant l'irritation intérieure, amène bientôt une modification favorable des membranes muqueuses laryngo-pharyngiennes.

DES COLLUTOIRES.

On dénomme ainsi diverses préparations plus ou moins irritantes ou caustiques, au moyen desquelles on attaque les affections buccales et gencivales de mauvaise nature. Les collutoires sont ordinairement préparés avec le borax, le sulfate de cuivre, l'azotate d'argent, les acides hydrochlorique et sulfurique, etc.

Collutoire hydrochlorique.

Miel blanc	50 grammes.
Acide hydrochlorique.	10 —

DES SANGSUES.

Les sangsues s'appliquent sur les parties latérales du cou et aux angles de la mâchoire inférieure, pour opérer une saignée locale et dégorger les organes vocaux enflammés. Avant d'appliquer les sangsues, il est bon de frictionner la surface cutanée avec du lait ou de l'eau sucrée, afin que ces annélides entament plus promptement la peau.

La sangsue, après s'être gorgée de sang, se détache ordinairement d'elle-même ; lorsqu'on veut la faire tomber plus tôt, on la touche à la tête avec du sel, du tabac ou du girofle en poudre, et elle se détache aussitôt. On lave les piqûres avec de l'eau chaude, pour favoriser l'écoulement du sang, et on les recouvre d'un cataplasme émollient; si l'on veut obtenir une évacuation de sang plus abondante, on applique une ventouse sur les piqûres. Pour arrêter l'écoulement du sang, on bouche les piqûres avec de petits morceaux d'agaric; si cela ne suffisait pas, on aurait recours à l'application d'eau ou de poudre *hémostatique*.

L'application se fait avec un pinceau ou avec un petit tampon de charpie ou de coton.

DES VENTOUSES.

La ventouse est une petite cloche en verre, dont l'ouverture est plus étroite que le fond, un verre ordinaire pourrait la suppléer. Son application se fait ainsi : on allume un petit morceau de papier qu'on jette dans le fond de la ventouse, puis on applique vivement celle-ci sur la partie, en ayant soin que le papier incandescent ne brûle point la peau. La raréfaction de l'air contenu dans le vase et la pression exercée par l'air extérieur sur la surface de la ventouse, la font adhérer fortement à la peau, qui se gonfle, rougit, et entre dans le vase, où elle forme un bourrelet.

Il y a des ventouses à piston qui font le vide beaucoup mieux que le papier incandescent dans la ventouse ordinaire.

La durée de l'application de la ventouse est ordinairement de cinq à dix minutes. On détache la ventouse en appuyant le bout du doigt sur la peau qui entoure son bord extérieur; l'air se précipite dans l'intérieur de l'instrument, qui se détache aussitôt. C'est alors qu'on opère les scarifications, si elles sont nécessaires; dans le cas contraire, on abandonne la peau ventousée à elle-même, et le sang qui s'y est accumulé ne tarde pas à être peu à peu résorbé.

Les ventouses sèches ou *légèrement* scarifiées, sont d'un puissant secours dans les inflammations de la gorge. La révulsion énergique qu'elles opèrent combat et souvent fait disparaître l'inflammation à son début.

Dans les cas d'inflammation chronique, la ventouse appliquée chaque jour, tantôt sur un côté du larynx et tantôt sur l'autre, finit au bout de quelque temps par triompher du mal. La ventouse sèche ne cause aucune douleur, ne laisse aucune cicatrice; la ventouse scarifiée *légèrement*, c'est-à-dire en rayant

la peau avec la pointe d'une lancette ou d'une ai-
guille, n'est point aussi douloureuse qu'on pourrait
le croire, et les petites rayures faites à la peau disparaissent complétement en peu de temps. Nous
conseillons ce moyen comme un des plus efficaces
contre les maux de gorge et la bronchite commen-
çante ; les expériences pratiques que nous avons
faites sur nous-même, toujours suivies de succès,
ne nous permettent plus d'avoir le moindre doute à
cet égard. Du reste, nous dirons, à l'appui de notre
opinion, que le docteur Junod fait, depuis quelques
années, la plus heureuse application de la ventouse.

Cet habile praticien déplaçant, au moyen de ventouses de grande dimension, une énorme quantité
de sang, désobstrue facilement les vaisseaux, dé-
sengorge les organes, combat les congestions et pré-
vient l'apoplexie.

CHAPITRE XIII.

ORIGINE ET PROGRÈS DE LA MUSIQUE CHEZ LES ANCIENS

L'origine de la musique remonte au berceau de l'humanité. La langue primitive, formée d'*onomatopées* ou mots imitatifs, dut être fortement accentuée et cadencée. La voix, par ses diverses inflexions, selon le sens des mots, selon la manière de sentir et d'articuler des individus, dut nécessairement parcourir plusieurs notes de la gamme, de telle sorte qu'il est très-probable que la parole et le chant commencèrent en même temps. Du reste, l'induction philosophique et les investigations de la physiologie s'accordent sur ce point.

Si l'on cherche au milieu des fables et croyances superstitieuses des anciens peuples, on découvre facilement que les premiers musiciens furent des poëtes qui chantaient leurs poésies, en s'accompagnant de la lyre : Orphée, Linus, Amphion, Musée, Arion, peuvent être cités comme exemple. Tout porte à penser aussi que la musique fut, dans la première antiquité, un moyen de mnémotechnie, car la poésie lyrique se retenait plus facilement que la prose. Les grands événements de ces époques étaient recueillis et racontés par les poëtes ; or, les vers chantés sur des airs simples et bien rhythmés, se gravant plus facilement dans la mémoire que la prose, il est très-probable que la musique adaptée à la poésie fut, avant l'invention de l'écriture, un moyen de conservation et de tradition. Plutarque et Athénée rapportent que les faits mémorables, les lois, les panégyriques, etc., étaient écrits en vers et chantés publiquement ; parce que la poésie chantée avait paru le meilleur moyen de perpétuer dans le cœur des hommes le principe de la vertu. Lycurgue s'adjoignit le poëte et musicien Thalès, pour mettre en musique les lois qu'il destinait aux Lacédémoniens. Les Arcadiens, reconnaissants des heureux changements que la musique avait opérés dans leurs mœurs, décrétèrent que les actes civils et religieux seraient chantés.

En parcourant l'histoire ancienne, nous voyons les plus grands philosophes s'adonner sérieusement à l'étude de la musique comme étant d'une haute importance. Pythagore enseignait la musique à ses disciples, et désirait que tout homme pût être réveillé aux sons d'une musique propre à l'encourager à l'accomplissement de ses devoirs. — Lycurgue

introduisit la musique à Sparte, malgré la sévérité
des lois. — Socrate pensait que la musique rendait
les hommes meilleurs et calmait leurs souffrances;
ce grand homme, quoique dans un âge avancé, al-
lait assidûment prendre des leçons chez le cythariste Méthon. — Platon imposait à ses disciples
l'étude de la musique aussi bien que celle de la géométrie : il semble, disait-il, que les oreilles sont
faites pour les ondulations sonores, comme les yeux
pour admirer les mouvements célestes; c'est pourquoi l'astronomie et la musique sont sœurs. Ce philosophe voulait que la musique fût réglée par des
lois, et il s'autorisait de l'exemple des Égyptiens,
qui avaient fait de cet art la base de l'éducation in-
tellectuelle, comme la gymnastique l'était de l'éducation corporelle. — « La musique, écrivait Aristote, est une puissante auxiliaire de la vertu; elle
produit d'heureux effets sur l'esprit et donne les
goûts d'un honnête plaisir; elle règle la vie d'après
les règles de l'harmonie. » — Aristoxène, élève dis-
tingué d'Aristote, s'adonna tout entier à la musique
et prouva que cet art avait une immense influence
sur le moral de l'homme. — Quintilien, l'orateur,
dit que la musique donne des enseignements pour
régler les inflexions dont la voix est susceptible et
pour coordonner les divers mouvements du corps. La
décence dans le geste et l'attitude, ajoute-t-il, est
nécessaire à l'orateur, et il n'y a que la musique

qui puisse lui enseigner cette décence. Enfin, tous les philosophes sont unanimes sur les bienfaits de la musique, et une circonstance qu'il ne faut pas oublier de signaler, c'est que les hommes les plus distingués par le rang et l'intelligence, se faisaient honneur d'apprendre ou d'enseigner la musique. Pythagore, Solon, Thalès, Platon, enseignaient à leurs disciples la musique en même temps que la philosophie. Pindare fut vaincu cinq fois par Corinne aux jeux Pythiques, parce qu'il ne savait pas chanter le vers en s'accompagnant de la lyre aussi bien que sa concurrente. — Sapho remporta aussi la victoire sur Alcée, parce qu'elle était meilleure musicienne que ce poëte. — Épaminondas tirait vanité de ses talents en musique, et Thémistocle lui fut jugé inférieur à cause de son ignorance dans cet art. — Damon, philosophe et homme politique, enseigna la musique à l'illustre Périclès, et celui-ci fut le précepteur de son neveu Alcibiade. — Alexandre le Grand prit des leçons du célèbre musicien Timothée, et Démétrius Polyocerte de la musicienne Lamia.

Il serait beaucoup trop long de discourir sur les illustrations musicales de l'antiquité; nous nous bornerons à citer les noms des plus célèbres :

Amphion, inventeur de la cythare et du mode lydien;

Orphée, de Thrace, ajouta deux cordes à la lyre;

Musée, disciple d'Orphée ;

Pierius, père de Linus et de neuf filles nommées Pierides, qui furent comparées aux Muses ;

Linus, de Chalcis, substitua les cordes de boyaux aux cordes de lin dont était armée la lyre ;

Hyagnis, le plus ancien joueur de flûte de l'antiquité ;

Marsyas, fils du précédent, inventeur de la flûte double, avec laquelle il défia Apollon ;

Anthès de Béotie, antérieur à Homère ;

Demonaque, joueur de flûte et de trompette, rendit des services aux Grecs à la guerre de Troie ;

Ardale, de Trézène, perfectionna la flûte ;

Thaletas apporta le goût de la musique à Sparte ;

Xénocrite, de Locres, et Xénodame, de Cythère ;

Philamon, de Delphes, Épigonus d'Ambracie ;

Mélanippides, Agénor, Guésias, Dorion, Pythagore, de Zante, et Antigénidas ;

Polymneste, de Colophon, composa beaucoup d'airs et les appliqua à la danse ;

Therpandre, grand joueur de lyre, et Cépion, son disciple ;

Saccadas, poëte et musicien, fut couronné trois fois aux jeux Pythiques ;

Tyrtée, de Mantinée, poëte et musicien, rendit d'importants services aux Spartiates ;

Timothée, de Milet, enseigna la musique à Alexandre ;

Clonas, poëte et joueur de flûte habile ;

Damon, philosophe, homme politique et musicien ;

Thamyris, excellent chanteur ;

Thrasylie, de Plionte, André de Corinthe ;

Aristoxène, disciple d'Aristote, et Didyme, disciple d'Aristoxène, furent deux grands musiciens ;

Olympe, de Phrygie, homme de génie, imprima un grand progrès à la musique des Grecs et fut l'inventeur du genre *enharmonique* ;

Archilocus, de Paros, fut le premier compositeur des récitatifs dans les tragédies ;

Téléphane, — Diodore, — Phémius, — Pylade le Mégalopolitain, etc., etc., etc. — Ces grands artistes jouirent de la faveur des peuples et des rois ; on les retenait dans les villes où ils passaient ; on les comblait d'honneurs et de richesses. Xénophon rapporte que les joueurs de flûte et de lyre vivaient avec magnificence et se faisaient payer fort cher.

Amœbé exigeait 5,000 francs chaque fois qu'il jouait de la lyre au théâtre. — Isménias acheta 14,000 francs une flûte à Corinthe, et gagna cette somme en une semaine. Aux jeux Olympiques, Néméens et Pythiques, la musique tenait le premier rang ; on y venait de toutes parts pour y disputer le prix du chant et des instruments. Des statues étaient élevées aux musiciens aussi bien qu'aux poëtes. Le joueur de cythare Pythocritus et le joueur de flûte

Sacadias furent couronnés trois fois, aux jeux Olympiques, et l'enthousiasme général qu'ils provoquèrent leur valut une statue. La ville de Thèbes, qui n'avait accordé aucun honneur à la mémoire de Pindare, éleva une statue au joueur de flûte Cléon. Jean-Chrysostôme rapporte qu'après la destruction de cette ville par Scylla, le premier soin des habitants fut de relever au milieu des ruines la statue de Mercure, sur laquelle étaient gravés ces mots : — *La Grèce entière a déclaré que le prix de la flûte a été remporté par la ville de Thèbes.*

Athènes et Corinthe encourageaient les musiciens par des distinctions et des récompenses ; l'austère Sparte elle-même s'efforçait d'attirer dans son sein les musiciens célèbres, dans le but d'animer le courage de ses soldats. Tyrtée fut proclamé citoyen de Sparte uniquement pour ses talents en poésie et en musique. La victoire que les Spartiates remportèrent sur les Messéniens fut attribuée aux airs militaires que Tyrtée joua sur une flûte métallique à deux corps, de son invention.

Enfin, tout ce que l'antiquité a de faits et de documents, prouve que les musiciens furent non-seulement très-estimés, mais que beaucoup acquirent des fortunes considérables et que plusieurs devinrent d'importants personnages. C'est qu'alors la philosophie et la poésie ne dédaignaient pas de regarder la musique comme leur sœur ; c'est qu'alors la musique jouait un rôle important dans la civilisation des peuples et l'éducation de la jeunesse.

L'historien Polybe nous apprend que les Arcadiens, peuple ignorant et barbare, furent civilisés par des musiciens ; tandis que les habitants de Cinèthe, petite ville de l'Arcadie où l'étude de la musique n'avait pu pénétrer, restèrent ignorants et cruels. Pline et Sénèque disent que la politesse et l'urbanité qui distinguaient les Grecs des autres nations étaient le résultat de leurs progrès dans l'art musical. Les récits mythologiques qui nous représentent Orphée apprivoisant les bêtes féroces et les hommes sauvages ; — Amphion bâtissant les murs de Thèbes aux accords de sa lyre ; — Arion voguant en pleine mer sur le dos d'un dauphin charmé par ses chants, sont des allégories dont le sens véritable se trouve dans la prodigieuse influence qu'ont certaines mélodies sur le cœur des hommes les plus durs et sur l'organisation des animaux. Les premiers législateurs de ces peuples avaient parfaitement saisi cette influence de la musique, puisqu'ils décrétèrent que l'étude en serait obligatoire pour les enfants ; de plus, ils incrustèrent si bien dans l'opinion publique l'utilité de la musique et des musiciens, que l'homme étranger à cet art était regardé comme un ignorant, un barbare et presque méprisé. Enfin, la musique, encouragée par les lois, par les honneurs et les récompenses, devint chez les Grecs une nécessité dans les fêtes publiques et privées. Les fêtes publiques recevaient leur lustre du grand nombre de musiciens; les naissances, les mariages se célébraient aux accords des voix et des instruments; toutes les circonstances remarquables de la vie et de l'année avaient leur musique; et lorsqu'une tombe se fermait c'était encore au son de la musique.

La musique conserva longtemps un caractère sévère, et, quoique la lyre se fût enrichie de plusieurs cordes, les musiciens et les poëtes ne s'écartaient point de la décence et de la dignité. Leurs hymnes inspiraient la piété, leurs poëmes le désir de la gloire et la fermeté dans les revers; la modération dans les plaisirs et la clémence dans la victoire. La jeunesse, habituée à répéter ces chants, y trouvait l'aliment du devoir et l'idée de la vraie beauté. Les législateurs avaient jugé que la musique devait servir à modérer les passions plutôt qu'à les exciter; c'est pour cela qu'ils interdirent toutes les innovations tendant à la détourner de son but politique et moral. L'histoire de Sparte contient un document précieux sur la condamnation des musiciens Phrynis et Thimothée, pour avoir, par leurs innovations, porté atteinte aux mœurs et aux lois. Voici la traduction de ce document :

« Thimothée de Milet est convaincu de n'être entré dans Lacédémone que pour outrager notre musique; méprisant la lyre de Lycurgue, il y a ajouté des cordes, et, au lieu d'une harmonie simple et vigoureuse, il a fait entendre à la jeunesse avide d'émotions, des sons efféminés. Il est accusé, en outre, d'avoir profané les mystères de Cérès, en employant dans ses hymnes des ornements déplacés. Devant un pareil délit, les Éphores ont blâmé le coupable et ont fait retrancher trois cordes à sa lyre. Ce jugement devra, à l'avenir, servir d'exemple aux novateurs qui, par leur musique efféminée, ne craindraient pas d'attenter à l'intégrité des mœurs. »

Ce décret fut lancé peu de temps avant la célèbre victoire d'Ægos-Potamos qui rendit les Lacédémoniens maîtres d'Athènes.

La musique de ces époques, liée à la poésie, était donc un moyen employé par les gouvernants pour diriger les hommes vers le bien et conserver la pureté des mœurs.

La plupart des chants appelés *nômes*, c'est-à-dire lois, modèles, composés en l'honneur des dieux et des héros, appartenaient à cette musique sévère qui élevait l'âme et réfrénait les passions. Lycurgue et Solon avaient introduit l'usage de chanter les nômes au milieu des festins, afin de prévenir les excès du vin.

Le chant rigoureusement asservi aux paroles en développait l'énergie et la couleur. Simple dans ses moyens, la musique assurait le triomphe de la poésie, et la poésie, plus saisissante que l'histoire, parce

12.

qu'elle choisit ses modèles, retraçait les plus beaux caractères, donnait de grandes leçons de sagesse, de courage et d'honneur.

L'historien Julius Pollux, qui écrivait il y a seize cents ans environ, nous fournit aussi de précieux documents sur la musique des anciens. Les Grecs, dit-il, avaient établi neuf genres de musique, et chacun de ces genres ayant un emploi différent, correspondait à une des neuf Muses.

Le premier genre, consacré à *Calliope*, servait à chanter les poëmes et à déclamer les discours.

Le deuxième à *Euterpe*, embrassait les chants hymniques.

Le troisième à *Uranie*, s'appliquait aux mystères théogoniques, au cours des astres, des saisons, des jours, etc.

Le quatrième à *Polymnie*, embrassait toutes les choses naturelles.

Le cinquième à *Terpsichore*, servait aux réjouissances, fêtes, danses, etc.

Le sixième à *Melpomène*, comprenait les chants graves et plaintifs, les airs lugubres qui accompagnent les funérailles.

Le septième à *Clio*, s'employait pour représenter les grands événements, les actions héroïques et faits mémorables que conserve l'histoire.

Le huitième à *Erato*, comprenait les chants érotiques, élégiaques, idylliques, et les chants de naissance, de mariage, etc.

Le neuvième enfin, à *Thalie*, était réservé pour les réjouissances publiques, les fêtes, noces, festins et toutes les circonstances qui font naître la joie.

Ces neuf genres de musique, patronés par des immortelles, avaient aussi leurs illustrations sur terre :

Orphée chanta le premier des hymnes à la gloire des dieux.

Hésiode fit connaître la théogonie ou généalogie des dieux.

Iopas chanta le cours des astres, l'ordre des temps et le cours des saisons.

Pindare célébra les héros.

Homère chanta les événements historiques et transmit à la postérité les noms des guerriers qui s'illustrèrent pendant la guerre de Troie.

Linus composa des chants et des lamentations pour les funérailles.

Therpandre fut le musicien des fêtes et des réjouissances publiques.

Anacréon chanta Bacchus et l'Amour.

Théocrite fut le poëte des bergers et l'inventeur de la chanson pastorale.

Ces grands poëtes musiciens et une foule d'autres, qu'il serait trop long de citer, avaient chacun leur genre différent pour la composition et l'exécution.

CHAPITRE XIV.

La musique, chez les Grecs, parcourait un cercle beaucoup plus étendu que celui où nous la voyons restreinte de nos jours; tous les arts sujets au rhythme, à la mesure et à l'émission du son lui étaient tributaires. La poésie, la rhétorique, la déclamation, la mimique, la danse, la gymnastique, etc., exigeaient impérieusement des études musicales. Les philosophes, poëtes et orateurs, étaient musiciens et observaient strictement les règles du rhythme et de l'harmonie dans leurs compositions, ce qu'oublient quelquefois les modernes. Le poëte devait chanter ou déclamer ses vers, sans qu'aucune cacophonie vînt blesser l'oreille des auditeurs; en débitant sa harangue ou son discours, l'orateur cherchait l'effet désiré, autant par l'éloquence des pensées que par l'harmonie des mots et les diverses inflexions de la voix ; aussi, plusieurs orateurs, tels qu'Hypéride à Athènes et Gracchus à Rome, avaient-ils soin de placer derrière eux un joueur de flûte, qui, de temps en temps, leur donnait le ton, lorsque leur voix s'élevait ou baissait au delà des bornes prescrites. Aristide Quintilien, écrivain du onzième siècle, qui nous a transmis une foule de précieux documents sur cette question, affirme que la musique, chez les Grecs, comprenait non—seulement la mélodie et l'harmonie, mais qu'elle réglait toutes les inflexions dont la voix et les mouvements sont susceptibles. L'harmonie dans le vers et le discours, ajoute-t-il, la décence dans la pose, l'attitude et le geste, si nécessaires à l'orateur, s'apprenaient et se réglaient par la musique.

L'étude de la musique embrassait donc :

1° La *Mélopée*, ou art de composer des mélodies;

2° L'*Harmonie*, ou art de faire accorder ensemble plusieurs mélodies;

3° La *Poétique,* ou art de versifier selon les lois du rhythme et de l'harmonie;

4° La *Stomadactylite*, ou art de jouer des instruments avec les doigts ou la bouche ;

5° La *Phonique*, ou art vocal ;

6° L'*Hypocritique*, ou art du geste ;

7° La *Rhythmique*, ou art d'exécuter, en même temps, avec mesure, les mouvements de la voix et du corps.

Différents noms étaient donnés à chaque espèce de musique pour en indiquer le but ; ainsi on appelait *Métrique* la musique destinée à accompagner la voix du poëte ; — *Nomique*, celle qui servait à la publication des lois, des ordonnances ; — *Dramatique*, la musique des théâtres ; — *Chorale*, celle qui accompagnait les chœurs ; — *Orchestrique*, servant à conduire les danses ; — la *Politique* rassemblait les hommes et leur inspirait l'amour de la patrie ; — la *Guerrière* les guidait aux combats ; etc., etc.

MÉLOPÉE. — MÉLODIE.

Les anciens entendaient par mélopée l'art de composer des chants ; la mélodie était le chant composé ; or, la mélopée était la cause, et la mélodie l'effet. Quintilien reconnaît trois sortes de mélodies : la mélodie nomique, la tragique et la dithyrambique.

La mélodie nomique ou *nétoïde* employait des sons élevés ; — la mélodie tragique ou *hipathoïde* se servait des sons les plus graves ; — la mélodie dithyrambique ou *mésoïde* était composée de sons moyens.

Les mélodies nomiques ou récitatifs, exécutées dans les tons élevés pour qu'elles fussent entendues de loin et distinctement, étaient réservées à la publication des lois. Les officiers publics, qui lisaient les lois et ordonnances au peuple, se servaient de la

mélodie nomique ; ils étaient quelquefois accompagnés de joueurs de flûte ou de lyre.

Les mélodies dramatiques étaient aussi des récitatifs diversement modulés, selon le genre de poésie ;
car la poésie se chantait, ainsi que nous l'avons déjà
fait observer ; de là vient ce mot, *je chante*, en tête
des poëmes anciens, mot consacré par l'usage, et
que nous retrouvons dans nos poëmes modernes.
Les instruments accompagnaient les mélodies dramatiques, de même que dans nos opéras l'orchestre
accompagne les récitatifs.

La mélodie dithyrambique embrassait tous les
chants musicaux proprement dits ; elle se divisait en
diatonique, chromatique et enharmonique ; de plus,
elle parcourait les divers modes lydien, phrygien,
dorien, ionien, dont nous donnons plus bas le tableau.

Ptolémée, Porphyre, et après eux Boëcius, Alypius, Briennus, Capella, Wallis confirment ce qu'on
vient de lire par leurs recherches sur la musique des
anciens. Selon eux, le son de la voix se divisait en
trois genres : — le son continu, ou celui du langage
parlé ; — le son modulé ou cadencé, propre à la déclamation, aux récitatifs, et recevant son impulsion
de l'accentuation grammaticale et de la quantité
prosodique ; — le son mélodique, ou marchant par
intervalles ; c'est le son que forment ceux qui exécutent un chant musical et qu'imitent ceux qui jouent
des instruments à vent ou à cordes.

Il résulte de tous les documents fournis par les anciens auteurs, que, de ces trois sortes de mélodies, une seule s'appliquait aux chants musicaux proprement dits ; les deux autres se bornaient au récitatif et à la déclamation.

DE LA POÉSIE LYRIQUE.

Chez aucun peuple de l'ancien monde, la poésie lyrique, la chanson, ne fut plus en honneur que chez les Grecs : les Français ne sont en cela que leurs imitateurs. La chanson avait reçu, chez ce peuple aimable, une telle extension, que l'histoire, les actes civils, les lois, etc., étaient chantés ; de là vient que le mot *nôme* signifiait loi et chanson à la fois. Strabon rapporte que Lycurgue étant dans l'île de Crète, s'adjoignit le poëte et musicien Thalès, pour mettre en musique les lois qu'il destinait aux Lacédémoniens. — Pythagore composa les vers et la musique d'un poëme auquel on donna le nom de *Vers dorés de Pythagore.* — Dans les délicieux jardins d'Épicure, on chantait à la fois et les stances d'une morale attrayante et les douces voluptés de l'amour. — Aux banquets des sages, la musique et les chants étaient philosophiques ou astronomiques. Tous les événements et circonstances de la vie publique et privée avaient leurs chansons. Il n'y avait pas de fêtes, de festins, qui ne fussent égayés par des chants. Les dieux, les héros, la beauté ; les états, les professions tout possédait son hymne ou sa chanson.

Les *Péans* se chantaient à la gloire des Dieux.

Les *Héroïdes*, en l'honneur des héros, des grands capitaines.

Les *Aphrodisies*, à la louange d'Aphrodite ou Vénus.

Les *Callisthénies* célébraient la beauté.

Les *Érotikies* l'amour.

Le *Dithyrambe* s'adressait à Bacchus.

Les *Philhélies*, à Apollon.

Les *Upinges*, à Diane.

Les *Iules*, à Cérès.

L'*Épinicion*, à la Victoire.

Le *Linos* et le *Ialème* se chantaient aux funérailles et dans les circonstances tristes.

Les *Hilaries* dans les occasions gaies.

Le *Bucoliasme* était le chant des bergers, des laboureurs.

Le *Lythierse* celui des moissonneurs.

L'*Épilène* ou *Néoïnie* (retour des vendanges) était le chant des vendangeurs.

L'*Actéonikie* celui des chasseurs.

Les nourrices chantaient le *Catabacalèse* pour endormir les enfants, et l'*Hypnoxie* pour les réveiller.

Les *Gamélies* étaient les chants du mariage.

L'*Épithalamie* s'exécutait à la porte de la chambre nuptiale.

Les *Génithélies* célébraient la grossesse.

Les *Génésies* le jour de naissance.

Les *Éphébies* la puberté.

Il existait encore une foule d'autres chansons que nous passons sous silence, et qui prouvent combien étaient variés les chants grecs.

DE LA MUSIQUE DRAMATIQUE.

La musique formait la partie essentielle du drame des anciens. La poésie dramatique, de même que la lyrique, se chantait et les instruments accompagnaient, note pour note, la voix de l'acteur. Aristote disait à ce sujet que le chant était l'embellissement de la tragédie. Le poëte Archiloque fut le premier, dit-on, qui chanta ses vers avec accompagnement de musique, et on le considère comme l'inventeur du récitatif. Le dialogue se chantait avec accompagnement de flûte ou de lyre; mais les chœurs, partie obligée de la tragédie, étaient accompagnés de l'orchestre entier. La musique dramatique se distinguait des autres par sa grande simplicité; les genres chromatique et enharmonique en étaient bannis. Les recherches archéologiques d'hommes érudits ont établi deux choses distinctes dans les tragédies et comédies des anciens : le poëme et la musique. La déclamation était notée au bas de chaque mot, et l'auteur de cette notation mettait son nom en tête de la pièce, à côté de celui de l'auteur du poëme. Dans les suscriptions des comédies de Térence, il est dit que c'est Flaccus qui en a composé les modes ou qui les a modulés : *Modulavit Flaccus.* — L'art de noter la déclamation devint à Rome une profession lucrative; les compositeurs élevaient ou abaissaient le ton, précipitaient ou ralentissaient le mouvement, variaient les inflexions vocales et arrivaient à produire de grands effets. Cela leur était doublement facile, puisqu'ils avaient pour eux et la richesse prosodique de leur langue et le système musical des Grecs, dont les progressions se faisaient par des intervalles moindres que ceux de notre musique moderne.

Tacite et Valère Maxime parlent d'un singulier usage qui s'était introduit sur les théâtres de Rome ; il y avait des comédiens qui chantaient le poëme et d'autres qui exécutaient les gestes. Or, pour que l'artiste chanteur et l'artiste gesticulateur pussent s'accorder ensemble, il devenait indispensable que la déclamation chantée fût notée de manière que telle ou telle intonation exigeât tel ou tel geste. Cicéron dit qu'un célèbre acteur tragique nommé Levius Andronicus, étant surpris par un enrouement au moment d'une représentation, chargea un esclave de déclamer son rôle et se mit à exécuter les gestes que comportait la déclamation. Lucien, dans son *Orchestrique*, dit que les acteurs tragiques n'avaient d'autre soin que de bien prononcer et de bien chanter, parce que d'autres acteurs gesticulaient pour eux. Autrefois, ajoute l'écrivain, c'était le même acteur qui déclamait, gesticulait simultanément; mais; comme les divers mouvements du corps et des membres gênaient la liberté de la respiration et nuisaient à la pureté de la voix, on a pris le parti de donner aux chanteurs des acteurs dont le rôle est de gesticuler pour eux.

La profession d'artiste dramatique fut pendant longtemps fort honorable chez les Grecs. Les poëtes, dont la plupart étaient orateurs, musiciens, généraux, hommes d'État et philosophes, remplissaient toujours un rôle dans leurs propres pièces. Sophocle, le premier des poëtes dramatiques qui ne parut point sur le théâtre, fut obligé de s'en excuser sur la faiblesse de sa voix.

Les comédiens étaient cités comme modèles de prononciation pure et de parfaite déclamation. Démosthène prit des leçons d'un comédien et lui dut, en partie, ses talents oratoires. Quintilien conseille aux jeunes gens qui se destinent à la tribune, d'étudier sous la direction d'un acteur dramatique, l'art du geste et de la déclamation.

A Rome, le comédien Roscius acquit, par son talent, une grande fortune et l'amour de ses concitoyens; il devint l'ami de Cicéron, qui le cite dans ses ouvrages comme un artiste accompli et un parfait honnête homme. Esopius, contemporain de Roscius, fut aussi un comédien célèbre et passa pour le plus habile de son temps dans la tragédie.

Les Grecs n'avaient point de pièces dramatiques en prose ; leurs tragédies, comédies, intermèdes, étaient en vers, et la mesure du vers devait servir de mesure à la déclamation et au chant. Aristote reconnaît dans sa *Poétique*, chap. 4, que les mètres sont les parties du rhythme, c'est-à-dire que la mesure résultant de la figure des vers doit, dans le récitatif, régler le mouvement. C'est pourquoi les anciens auteurs dramatiques employaient dans leurs pièces des vers de diverses figures, et celui qui battait la mesure sur le théâtre, était astreint à marquer les temps et mouvements selon la figure des vers ; il pressait ou ralentissait le mouvement, suivant le sens exprimé dans les vers ; c'était donc du choix des pieds, fait par les poëtes, que naissaient le rhythme et la mesure. Entre les Grecs et les Romains, il existait cette différence relativement aux pièces dramatiques : chez les premiers, le poëte composait le poëme et le récitatif ou mélodie ; chez les seconds, le poëte confiait la composition du récitatif à des arrangeurs qui faisaient profession de noter les pièces dramatiques.

Nous ferons observer, en terminant ce chapitre, que les Grecs et les Romains employaient des sommes très-considérables à la construction et à l'entretien de leurs théâtres. Plusieurs de ces édifices, qui subsistent encore, sont les plus précieux monuments de l'architecture antique. Les musiciens et comédiens en réputation recevaient des appointements énormes. Pline rapporte que le comédien Roscius avait cent mille francs par an ; Macrobe dit qu'il touchait neuf cents francs par jour. Le même historien nous apprend que le comédien et chanteur Esopius laissa en mourant cinq millions à ses héritiers. César donna vingt mille écus à Labérius pour une seule représentation. Néron fit compter cent mille écus à un chanteur qui s'était avoué vaincu par lui. Tite-Live, dans sa dissertation sur l'origine et les progrès de l'art dramatique, dit que le théâtre, qui d'abord n'était qu'un divertissement à Rome, y avait bientôt pris des proportions si colossales, que les royaumes les plus riches auraient eu peine à en soutenir la dépense.

CHAPITRE XV

DES TROPES ET DES MODES DE LA MUSIQUE DES ANCIENS GRECS

DES MODES.

De tous les auteurs qui ont écrit sur la musique des anciens et qui ont discouru longuement sur le sens qu'on devait attacher au mot *mode*, un seul, M. Vincent, a résolu la question. Ce savant archéoogu e a découvert que l'erreur de tous ses prédécesseurs venait du mot Τρόπος que Meïbomius a traduit par *Modus*, dans son *Traité de la musique des anciens*, 1652. Comme ceux qui écrivent ne se donnent point toujours la peine de consulter les originaux, il en est résulté que tous les auteurs ont répété l'erreur de Meïbomius. M. Vincent, dans ses profondes dissertations sur la musique des Grecs, prouve, avec les pièces à l'appui :

1° Que les *modes* ou *harmonies* étaient des *espèces*

d'octaves qui se retrouvent aujourd'hui dans notre *plain-chant;*

2º Que les *tropes* étaient dans leur système musical ce que les *tons* sont dans le nôtre;

3º Que le mot *ton*, chez les anciens, avait des acceptions variables : tantôt il signifiait telle chose et tantôt telle autre.

La musique moderne n'a que deux modes : le majeur et le mineur; nous ferons observer que le mode mineur est incomplet puisqu'on ne le pratique toujours qu'en descendant. La musique ancienne possédait sept modes, et ces modes, nous le répétons, ont été conservés dans le *plain-chant*, dérivé de la musique ancienne. C'est ce qui faisait dire à J.-J. Rousseau que notre musique y gagnerait, si elle savait à propos s'aider du plain-chant.

Les *modes* se distinguaient par le caractère du son plein, *fort, dur, doux, relâché, mou, etc.* Les deux modes les plus anciens étaient le *Phrygien* et le *Dorien*. On leur adjoignit plus tard le *Lydien* ou *Eolien*, le *Mixo-lydien*, etc.

Le *mode Phrygien*, correspondant à notre mode majeur, était employé pour réveiller l'enthousiasme, exciter et doubler le courage, soutenir les passions, etc... Athénée nous apprend que les trompettes et les autres instruments de guerre, sonnaient sur le mode phrygien.

Le *mode Dorien*, correspondant à notre mode mineur, mâle, austère, dépourvu d'éclat, était employé pour calmer les fureurs, réprimer les passions dangereuses et ramener l'homme aux bons sentiments.

Galien rapporte qu'une joueuse de flûte exécutant sur le mode phrygien, faisait faire des extravagances à des jeunes gens pris de vin ; le musicien Damon dit à la joueuse de flûte de passer dans le mode dorien, et aussitôt les jeunes gens cessèrent leurs extravagances.

Le *mode Lydien*, à sons mous, traînants, plaintifs, portait à la tristesse, à la mélancolie, à l'isolement. Selon M. Vincent, cette harmonie avait pour cordes principales *si* bémol, *la, sol, fa, mi*.

Le *mode Mixo-Lydien* dont Aristoxène attribue l'invention à Sapho, était éminemment tragique et pathétique, s'établissant sur les cordes : *si* naturel *la, sol, fa, mi*. Ce mode, d'après Aristote, était particulièrement employé dans la tragédie et affecté aux chœurs.

Un des caractères distinctifs des modes se trouvait dans le rhythme, la mesure et l'intonation.

Il existait encore trois autres modes que nous passerons sous silence.

DES TROPES.

Dans le système musical des Grecs, les *tropes* désignaient les divers tons de l'échelle ; ainsi on pouvait dire *trope phrygien*, comme nous disons : *ton ou mode majeur,* — *trope dorien ; ton ou mode mineur.*

Les anciens reconnaissaient quatre tropes principaux qui se dédoublaient pour former quatre autres tropes supérieurs et quatre inférieurs, comme on le verra au tableau suivant, dans lequel nous avons essayé de faire concorder les tropes anciens avec les tons modernes.

TROPES ET MODES De la Musique grecque.	TONS MODERNES correspondant aux Tropes et Modes anciens.	GENRES ou CARACTÈRES.
Hyper-Lydien.	Si.	DIASTALTIQUE (dilatant le cœur).
Hyper-Phrygien.	Ut.	HILARODIQUE (inspirant la gaîté bruyante).
Hyper-Ionien.	Ut dièse.	GYNIQUE (efféminé).
Hyper-Dorien.	Ré.	GYMNASTIQUE (soutenant les exercices du corps.
Lydien (ou Éolien).	Ré dièse.	PATHÉTIQUE (qui émeut).
Phrygien.	Mi.	DITHYRAMBIQUE (excitant la colère).
Dorien.	Fa.	TRAGIQUE (inspirant la terreur).
Ionien.	Fa dièse.	ÉROTIQUE (portant à l'amour).
Hypo-Lydien.	Sol.	COMIQUE (propre à exciter le rire).
Hypo-Phrygien.	Sol dièse.	ÉSEUCHASTIQUE (ramenant le calme).
Hypo-Ionien.	La.	SYSTALTIQUE (réveillant les passions tendres).
Hypo-Dorien.	La dièse.	ENCOMIASTIQUE (propre aux louanges.

Les Grecs n'eurent d'abord que trois modes ; plus
tard le nombre de ces modes fut porté à sept. De
même pour les tropes : le tétracorde, l'heptacorde et
l'octacorde ne pouvaient jouer que dans un ton ; il
était nécessaire d'accorder de nouveau l'instrument
pour changer de trope ou de ton. Vers le temps d'O-
lympe le nombre des cordes de la lyre ayant été considérablement augmenté et la musique portée à
son plus haut point de perfection, le nombre des tropes monta jusqu'à douze. Les écrivains qui, d'après
Alypius, portaient leur nombre à quinze, n'ont pas
réfléchi que les trois derniers tons au delà de douze,
chez les anciens comme chez les modernes, ne sont
que la répétition exacte des trois tons déjà compris
dans les douze vrais tons, avec cette seule différence que la dénomination tonale est changée.
Par exemple : le ton de *ut dièse* et le ton de *ré
bémol* parcourent strictement les mêmes notes et
ne sauraient, quant aux sons, être comptés pour
deux tons différents. Dans le cas où l'on voudrait établir une différence entre les tons dièses
et les tons bémols, il faudrait nécessairement
compter vingt et un tons, ce qui ne s'est jamais
fait.

Les tropes supérieurs furent désignés par la préposition *hyper* (au-dessus), et les tropes inférieurs
par la préposition *hypo* (au-dessous).

Les modes et les tropes avaient tous un caractère

spécial, et ce caractère ils l'empruntaient autant au rhythme qu'à la poésie.

La voix pouvait facilement passer d'un trope et d'un mode à l'autre ; mais, sur les instruments à cordes, ces transitions ne pouvaient s'exécuter qu'autant que le même instrument y était préparé, ou il fallait changer d'instrument.

Athénée rapporte qu'un musicien fabriqua une lyre mobile à trois faces: l'une des faces était montée sur le mode *phrygien*, c'est-à-dire dans un ton majeur ; l'autre face sur le mode *dorien*, c'est-à-dire dans un ton mineur ; et la troisième face était montée sur le trope ou ton *hypo-lydien*. A la plus légère impulsion la lyre tournait sur son axe et donnait à l'artiste la facilité de parcourir les différents tons et modes que comportaient ses mélodies.

Quant au mode c'était, comme aujourd'hui, l'augmentation ou la diminution de la tierce qui déterminait l'échelle majeure et mineure.

DES GENRES.

La musique ancienne possédait trois genres :

1° Le *diatonique*, ou par tons ;

2° Le *chromatique*, ou par demi-tons;

3° L'*enharmonique*, par tiers et par quart de tons.

Le premier genre correspondait à notre gamme naturelle ; le second à notre gamme chromatique, le troisième, étranger au système musical des modernes, consistait à scinder en deux les demi-tons, de manière à produire des tiers et des quarts de ton. Les mélodies enharmoniques ne parcouraient que de très-petits intervalles, liés les uns aux autres d'une manière insensible.

L'invention du genre enharmonique est due au musicien *Olympe*, disciple de *Marsyas*, fils d'Hyagnis. Le nom de Marsyas se trouve dans la chronique de Paros, année 1242, c'est-à-dire 1506 ans avant notre ère. Plutarque, dans son ouvrage sur la musique, raconte comment Olympe inventa ce genre inconnu aux musiciens qui l'avaient précédé, et il conclut qu'on doit le regarder comme le maître de la belle musique chez les Grecs.

Dans l'introduction au *Traité d'harmonique* de Pachymère, on lit :

« Il ne faut pas s'imaginer que le genre enharmonique consiste à filer des gammes entières par quart de ton : car, dans la théorie grecque, le nombre des intervalles partiels qui composent l'intervalle entier, ne peut jamais dépasser trois. — D'un autre côté, Aristoxène dit nettement que la voix, quelque effort qu'elle fasse, ne saurait parvenir à entonner trois *dièses* ou quarts de ton consécutifs. Boëcius nous apprend aussi que le genre enharmonique se chante par quart de ton : *un diésis et un diésis et un double ton.* — Euclide précise la position des demi-tons de genre chromatique et de quart de ton du genre enharmonique, ce que Boëcius avait oublié de faire. »

Le professeur de physique Despretz, dans ses intéressantes leçons sur le genre enharmonique, a prouvé au moyen d'un instrument spécial, que les quarts et même que les cinquièmes de ton étaient appréciables aux oreilles délicates. — Monsieur Vincent, de l'Institut, qui s'est occupé tout particulièrement de la musique des Grecs, traite cette question d'une manière qui ne laisse rien à désirer. Consulter son remarquable ouvrage.

Notre savant compositeur Halévy, après s'être bien pénétré du genre enharmonique des anciens, tenta un essai en ce genre et, sous le titre de *Prométhée*, le fit exécuter au Conservatoire de musique, le 18 mars 1849. Ce morceau, dit-on, ne produisit pas l'effet qu'on en attendait, parce que, d'une part, les exécutants, tout à fait étrangers à ce genre, ne purent ni bien saisir, ni bien rendre les imperceptibles nuandes de l'enharmonique; d'une autre part, notre système musical étant complétement différent du système des anciens, il est naturellement impossible de faire la partition d'une mélodie enharmonique dont les quarts et demi-quarts de ton soient en rapport avec les règles de la musique moderne.

« D'après Aristide Quintilien, le genre diatonique est plus naturel, puisqu'il peut être chanté par tout le monde, même par ceux qui n'ont pas appris à chanter. Le genre chromatique est plus savant, car il n'est chanté que par ceux qui ont appris. Enfin, l'enharmonique est plus parfait ; il n'est pratiqué que par les musiciens les plus éminents et devient impossible au grand nombre. De là vient que quelques-uns ont renoncé au chant par quart de ton, à cause de leur impuissance, soutenant que cet intervalle devait être entièrement banni de la musique. »

Les citations que nous venons de faire prouvent assez que le genre enharmonique était le plus haut degré de perfection de la musique chez les anciens. Ceci reconnu nous dirons un mot sur le commencement et les progrès de l'art musical chez les Grecs.

Le système musical des Grecs fut d'abord représenté par l'*heptacorde* ou lyre à sept cordes, donnant les sept notes de la gamme. Simonide, selon les uns, Lycaon de Samos, selon les autres, ajouta une huitième corde dont le son correspondait à la première et rendait l'octave. Cette lyre, octacorde, fut regardée comme le système le plus parfait du genre diatonique.

Les genres chromatique et enharmonique, inventés plus tard, obligèrent les musiciens à multiplier les cordes de la lyre. Le *mégadis*, avec lequel Anacréon chantait ses strophes érotiques, était composé de vingt-quatre cordes ; l'*Epigonium*, inventé par Epigonus, d'Ambracie, le premier qui pinça les cordes au lieu de les agiter avec le pecten ; enfin, le *poly-*

corde d'Olympe en avait cinquante-deux, c'est-à-dire six octaves et demi.

Il existait des lyres, ainsi que nous l'apprend Quintilien, divisées en cinq échelles ou octaves, dont chacune avait ses degrés, et entre chaque degré ou corde, étaient placées des cordes intermédiaires pour rendre les demi-tons et quarts de tons. Ammien Marcellin rapporte que, de son temps, on voyait des lyres gigantesques, semblables à des chaises roulantes.

Le polycorde inventé par Olympe, contemporain d'Aristoxène, compléta le grand système musical des Grecs. L'école d'Aristoxène et d'Olympe devint la plus célèbre et perfectionna l'art musical. Plutarque dit que les compositeurs de son temps faisaient de vains efforts pour imiter la manière d'Olympe et que les mélodies de ce grand artiste étaient le désespoir des musiciens. Tartini, dans son *Traité de musique*, avoue que les mélodies grecques avaient tant de simplicité, de douceur et de beauté, que les compositeurs modernes se fatiguent en vain pour en produire de semblables. La musique moderne, ajoute-t-il, n'est plus que l'art de combiner les sons ; il ne lui reste que sa partie matérielle, absolument dépouillée de l'esprit dont elle était autrefois animée. Mozart et Haydn partageaient l'opinion de Tartini ; ces deux grands comtemporains ont essayé, dans plusieurs morceaux, d'imiter les mélodies anciennes.

Enfin, nous prendrons dans la savante brochure de M. Vincent, sur la *musique* des anciens Grecs, les aphorismes suivants :

« 1° Les échelles musicales désignées sous le nom de gammes, n'ont nullement pour principe les sons harmoniques produits par la résonnance d'un corps sonore quelconque.

« 2° La résolution d'un accord, dont les sons élémentaires appartiennent à une échelle musicale donnée, peut se faire sur un accord dont les sons élémentaires n'ont absolument rien de commun avec les premiers.

« 3° On peut, par la simple distinction des genres admis par les Grecs, imprimer des modifications profondes et aujourd'hui méconnues, au caractère moral de la musique.

« Une objection pourrait être faite contre le second aphorisme, par les personnes qui n'auraient pas suffisamment réfléchi à la nature du sujet ; celle-ci par exemple : Telle succession n'est pas admise par les harmonistes. On prouve la nullité d'une semblable objection, en faisant observer que s'astreindre à suivre des règles posées par les harmonistes, ce serait s'interdire l'usage du quart de ton ; ce qui est contradictoire. Pour un art nouveau il faut des lois nouvelles. »

On ne saurait donc révoquer en doute les prodigieuses richesses de la musique des Grecs et, au lieu de les nier, il serait plus raisonnable d'avouer l'insuffisance des documents historiques, ou l'inhabileté de nos organes à saisir leurs nuances.

DE LA TONALITÉ.

La tonalité était parfaitement connue des anciens. On peut s'en convaincre en lisant *les Notices et extraits des manuscrits de la bibliothèque royale*, 1847, où se trouve ce passage : « La mélodie est parfaite, lorsqu'en partant de la *mèse*, elle parcourt tous les tons de l'échelle pour finir sur la *mèse*. » La *mèse* était pour les anciens ce que la tonique est pour les modernes. — Si l'on jette les yeux sur les *Tables d'Alypius*, on verra les quinze tons du système musical des Grecs, parfaitement échelonnés de demi-ton en demi-ton : de telle sorte que les trois derniers tons sont la répétition des trois premiers, comme dans notre système. »

« Il est impossible, dit M. d'Ortigues dans son *Introduction à l'étude comparée des tonalités*, de méconnaître dans la musique de chaque nation certains caractères particuliers. Dans les tonalités ou systèmes musicaux qui sont basés sur l'élément nécessaire de la parole et inséparable d'elle, l'échelle des sons était constituée sur de très-petits intervalles, comme des quarts de ton. — Nous voyons, de plus que certains types caractérisques de tonalité se perpétuent dans

les chants populaires, dans les airs indigènes particuliers aux provinces, qui sont, relativement à notre
musique, comme autant d'idiomes et de dialectes. An-
térieures à notre système, ces tonalités populaires se
conservent ainsi que les patois, antérieurs à nos langues, sous l'empire de la langue commune.... Nous
avons dit qu'il existe des tonalités qui procèdent par
des intervalles très-rapprochés les uns des autres,
lesquels correspondent à des tiers et quarts de ton ;
de bonne foi, comment admettre que ces petits intervalles nécessaires aux peuples orientaux, ne soient
pas les accents nécessaires de leur musique et de leur
langue ? Comment admettre une distinction entre les
accents de l'une et les accents de l'autre ?... On fera
des volumes sur cette matière, sans rien expliquer,
tant qu'on s'obstinera à se restreindre dans le cercle
spécial de l'art purement musical.

« Nulle tonalité n'est donc nécessaire en soi,
ajoute M. d'Ortigues ; les tonalités naissent d'une
foule de circonstances telles que les éléments de la
langue, les qualités physiologiques distinctives des
races humaines ; les habitudes de l'oreille, etc., circonstances qui expliquent non-seulement la diversité
des systèmes, mais encore les caractères différents
des écoles sous l'empire d'un même système. »

DU RHYTHME.

Le mot rhythme signifie mesure, cadence, proportion. C'est un mouvement assujetti à certaines proportions et à des retours symétriques. Le rhythme se retrouve partout dans la nature : dans le mouvement des astres, dans le vol des oiseaux, dans les battements du cœur, dans le coup de marteau du forgeron; enfin, dans tous les exercices physiques qu'exigent les diverses professions. En poésie, le rhythme est la durée relative des instants qu'on met à prononcer les syllabes du vers; en musique, c'est la durée relative des sons qui composent une mélodie.

Le rhythme existait naturellement dans la riche prosodie de la langue grecque. On sait que dans cette langue toute syllabe est longue ou brève. La syllabe brève vaut un instant, la longue en vaut deux; plusieurs syllabes longues et brèves forment le pied, et de la réunion de plusieurs pieds naît le vers. Or, chaque pied étant composé de quatre instants syllabiques, représentés par deux longues ou quatre brèves, avait un mouvement divisé en deux temps, l'un pour le *levé*, l'autre pour le *frappé*; ce qui donnait six temps pour le vers hexamètre, cinq pour le pentamètre, etc.

A son origine, la musique modela son rhythme sur celui de la poésie; car tous les musiciens étaient poëtes *et vice versa*. Homère et les poëtes, ses contemporains, se servaient particulièrement du vers héroïque ou hexamètre, composé de six pieds et par conséquent de vingt-quatre instants syllabiques. On s'aperçut bientôt qu'un mouvement trop uniforme réglait la marche de cette espèce de vers et que beaucoup de mots sonores et expressifs en étaient exclus par leur prosodie. Alors, on introduisit de nouveaux rhythmes dans la poésie; Archiloque, Anacréon, Sapho, Alcée et plusieurs autres poëtes augmentèrent le nombre de ces rhythmes qui, plus tard, furent divisés en trois genres principaux : le simple, le composé et le mixte.

Le rhythme *simple* n'admettait qu'une sorte de pieds : deux pyrrhiques et quatre brèves. Pour ce genre, le *levé* était égal au *frappé,* ce qui équivaut à notre mesure à deux temps.

Le *composé* admettait plusieurs espèces de pieds : un dactyle et un anapeste, un ïambe et un trochée; un ïambe, un crétique et un amphibraque, etc. Ici la durée du *levé* était double de celle du *frappé;* c'est notre mesure à trois temps.

Le *mixte* pouvait se réduire à deux temps, soit égaux, soit inégaux, ou en plusieurs rhythmes; par exemple, six instants syllabiques ou six brèves, formant deux temps égaux, composés chacun de trois brèves; ou bien deux temps inégaux, composés l'un de quatre brèves et l'autre de deux; ou enfin, d'une brève et d'une longue, ou d'une longue et d'une brève. Le genre mixte équivaut à notre mesure à *trois-huit* et à *six-huit*. La musique, ainsi que la poésie, ne pouvaient s'écarter de ces règles.

Si, à la variété que jette dans le rhythme ce courant plus ou moins rapide d'instants syllabiques, on ajoute celle qui provient du mélange et de l'entrelacement des rhythmes, et celle qui naît du goût des musiciens, on se rendra facilement compte des mille nuances qui caractérisaient les chants grecs.

Platon comparait la poésie, dépouillée du chant, à un visage qui perd sa beauté en perdant la fraîcheur de la jeunesse. Aristote comparait le chant dénué de rhythme à un visage dont les traits sont réguliers, mais qui manque d'âme et d'expression. Chaque rhythme avait son caractère, et ce caractère était déterminé par la prosodie du vers; ainsi, l'*iambe*, qui commence par une brève, convenait aux chants animés et pleins de chaleur, tandis que le *trochée*, qui commence par une longue, s'adaptait parfaitement aux chants lourds et monotones. C'est avec l'iambe que les satiriques poursuivent leurs ennemis; le trochée sert aux dramatiques pour faire mouvoir sur la scène un chœur de vieillards.

Aristide Quintilien établit un parallèle entre les rhythmes et les divers mouvements passionnels. Le spondaïque, dit-il, inspire la modération, le sang-froid et la fermeté d'âme; le rhythme qui marche par trochées ou par péons réveille l'énergie, excite l'ardeur; celui qui commence par deux pyrrhiques développe les sentiments belliqueux. Le dithyrambique excite aux dérèglements, aux extravagances, etc., etc. Aristote pensait aussi qu'il n'était point de mouvements passionnels qui ne retrouvassent, dans les divers rhythmes, des mouvements qui leur correspondissent : il était persuadé que la musique devait une grande partie de ses effets à la précision avec laquelle le rhythme s'observait. Le rhythme était plus parfait chez les anciens que chez les modernes, parce que leur prosodie en faisait une nécessité, et qu'il ne dépendait pas d'eux de l'altérer.

Plus les chants sont simples et mieux le rhythme est senti; il semblerait qu'il supplée à la pauvreté du chant. C'est ce qui expliquerait pourquoi la musique des nations à demi civilisées et les chants populaires sont fortement rhythmés. En résumé, le rhythme peut être regardé comme partie essentielle de la musique et de la poésie; tout son isolé, mais rhythmé, produit un effet plus ou moins puissant sur notre organisation; le tambour, la grosse caisse, les cymbales, les cloches, le tam-tam, nous en fournissent la preuve irrécusable.

DE LA NOTATION.

La notation des Grecs, entièrement différente de le nôtre, s'établissait au moyen des lettres de leur alphabet. Ces lettres affectaient diverses grandeurs et positions, c'est-à-dire qu'elles étaient placées verticalement ou horizontalement, conservées entières ou mutilées, selon les notes qu'elles devaient représenter. Les mêmes lettres, modifiées dans leur forme, servaient à désigner les demi-tons et quarts de tons, et remplaçaient notre bécarre et notre bémol. La durée des notes et le mouvement pour la voix se trouvaient naturellement déterminés par la prosodie des mots chantés. Pour la musique instrumentale, il existait des signes particuliers qui équivalaient à nos rondes, blanches, noires, croches, etc. Cette multiplicité de lettres et de lignes de diverses formes, rendait longue et difficile l'étude de la musique ; Platon avouait qu'il fallait au moins trois ans d'étude pour posséder la notation et solfier ; il était d'avis qu'on réduisît le nombre des modes, et qu'on simplifiât le système musical pour abréger le temps d'étude et faire disparaître les difficultés.

M. Burette, membre de l'Académie des inscriptions, après de longues recherches, prétendit, au siècle dernier, que les anciens avaient 1,620 notes, pour la tablature des voix et pour celle des instruments ; il induisit de là, et d'après le passage de Platon, qu'il fallait des années d'étude avant de pouvoir chanter sur tous les tons et dans tous les genres. J.-J. Rousseau et Duclos ont répété la même idée, sans s'inquiéter si le système musical du temps de

Platon était le même que celui du temps d'Aristoxène. Mais, d'après le calcul fait par l'auteur des *Entretiens sur la musique grecque,* il paraîtrait que le nombre des notes employées dans les trois genres ne se montait qu'à 33 pour les voix, et à un nombre équivalent pour les instruments; en tout 66. Si l'on multiplie le nombre des notes par celui des modes, c'est-à-dire 66 par 12, on a 792 notes, dont 396 pour les instruments; au lieu de 1,620 supposées par M. Burette.

Malgré cette énorme réduction, on restera encore étonné du nombre; mais l'étonnement cessera dès qu'on aura réfléchi aux changements qu'opèrent sur chaque note nos clefs, nos dièses, nos bémols et nos bécarres; changements qui, multipliés pour chaque ton, ne laissent pas que d'être fort nombreux.

Voici les noms des cordes ou notes grecques :
Hypaté, — Parahypaté, — Lichanos, — Méza-paraméza, — Nèté, — Paranèté, — Proslambanomène, ou corde ajoutée.

Ces noms se répétaient dans les quatre tétracordes qui formaient le système musical complet.

Les voix ou diapasons étaient distinguées en :
Hypatoïde, correspondant à notre Basse.

Mésoïde,	—	Ténor.
Nétoïde,	—	Contralto.
Hypernétoïde,	—	Soprano-dessus.

Plusieurs écrivains, copistes sans doute, ont répété la même erreur, en avançant que la notation des Grecs était d'une extrême difficulté. L'inexactitude de cette assertion ressort de ce qui précède ; en effet, si chaque note ou corde avait son appellation propre, il devenait facile au musicien de dicter verbalement toutes sortes d'airs sans être obligé de désigner les clefs, les lignes et les octaves, ce qui serait beaucoup plus difficile avec notre appellation monosyllabique *ut, ré, mi,* etc. Du reste, les recherches de M. Vincent, que nous croyons parfaitement exactes, sont des plus favorables à la notation grecque. Cette notation était si peu embrouillée, et d'une exécution si facile, une fois qu'on la connaissait, que PERNE a pu traduire en notation grecque toute une collection des solféges d'Italie, ainsi qu'une grande partie de l'*Iphigénie* de GLUCK. Les manuscrits de ces traductions se trouvent à la Bibliothèque impériale.

Quelques archéologues ont aussi prétendu qu'il était impossible aux Grecs anciens de solfier comme nous, puisque les mots polisyllabes dont ils se servaient pour désigner les notes ne leur permettaient pas ce genre d'exercice. Ce jugement est encore complétement erroné ; c'est comme si, dans deux mille ans, lorsque le système musical d'aujourd'hui sera remplacé par un autre, on disait que nous n'avons pu solfier avec des mots tels que *médiante, dominante, sous-dominante,* etc. Or, les mots dont se servaient les Grecs pour désigner les cordes et les sons, n'étaient point les mêmes que ceux dont ils faisaient usage pour le solfége. Aristide Quintilien, et après lui Burette et Barthélemy, nous ont appris que les Grecs se servaient, pour solfier, des monosyllabes τε, — τα, — τη, — τυ, qui se répétaient à chaque tétracorde.

Nous ne discuterons point ici sur le peu d'authenticité des trois hymnes, avec notation ancienne, qu'on dit avoir été trouvés, par un gentilhomme florentin, dans la bibliothèque du cardinal Saint-Angelo, à Rome; hymnes que Vincent Galilée publia en 1581, et que Burette, de l'Académie, a traduit en notes modernes. Nous ne parlerons pas, non plus, de la première *Pythique* de Pindare, également notée, que le P. Kircher dit avoir découverte dans la bibliothèque du monastère de Saint-Sauveur, en Sicile. Ces quatre morceaux, très-probablement apocryphes, ne donneraient qu'une triste idée de la musique des Grecs, dont les effets sur l'organisation humaine furent si prodigieux! Nous croyons, avec plusieurs savants archéologues, que tout ce qu'on a écrit sur la notation, les modes, les genres, etc., ne saurait nous donner une idée exacte de la musique des anciens. — Il n'est aucun sujet sur lequel on ait tant disputé, disait Zarlin. — C'est la pomme de la discorde, selon Marpurg. — Fux, pense qu'il vaudrait autant chercher à débrouiller l'antique chaos, — et Vinkelman garde le silence sur cette question, qu'il

ne croit pas encore résolue. Enfin, une des célébrités musicales de notre époque a dit, avec raison, que
les quatre morceaux de musique attribués aux anciens, ressemblaient fort à une monotone psalmodie
d'église; et que, si le cithariste Timothée cût chanté
devant Alexandre le Grand un morceau semblable,
le héros, loin d'entrer en fureur et de sauter sur ses
armes, aurait bâillé d'ennui et se fût très-probable—
ment endormi (1). L'immortel J.-J. Rousseau a longtemps médité sur la musique des Grecs de l'antiquité; après les recherches laborieuses de ce grand
homme, il ne reste plus rien à glaner. Nous bornerons donc notre tâche à transcrire les pages qu'il a
écrites :

« Ceux qui prétendent trouver le système musical des Grecs dans le nôtre, se moquent de nous. Le
système des Grecs n'avait absolument d'harmonique
que ce qu'il fallait pour fixer l'accord des instruments sur des consonnances parfaites. Tous les peuples qui ont des instruments à cordes sont forcés de
les accorder par les consonnances ; mais ceux qui
n'en ont pas, ont dans leurs chants des inflexions
que nous nommons fausses, parce qu'elles n'entrent
pas dans notre système, et que nous ne pouvons les

---

(1) Les lecteurs qui aiment à compulser les ouvrages où sont consi-
gnées de curieuses recherches sur l'art, feront bien de consulter le livre
de M. Vincent, sur la *Musique des Grecs anciens*.

noter. C'est ce qu'on a remarqué dans les chants des sauvages d'Amérique, c'est ce qu'on aurait dû remarquer aussi sur divers intervalles de la musique des Grecs.

« Les Grecs divisaient leur diagramme par tétracordes, comme nous divisons notre clavier par octaves, et les mêmes divisions se répétaient à chaque tétracorde , comme elles se répètent chez nous à chaque octave. Comme on passe par des intervalles moins grands quand on parle que lorsqu'on chante, il était naturel qu'ils regardassent la répétition des tétracordes, dans leur mélodie orale, comme nous regardons la répétition des octaves, dans notre mélodie harmonique.

« Ils n'ont reconnu pour consonnances que celles que nous appelons consonnances parfaites; ils ont rejeté de ce nombre les tierces et les sixtes. Pourquoi cela ? lorsque l'intervalle du ton mineur étant ignoré d'eux ou plutôt étant proscrit de la pratique, et leurs consonnances n'étant point tempérées, toutes leurs tierces majeures étaient trop fortes d'un comma, leurs tierces mineures trop faibles d'autant, et, par conséquent, leurs sixtes majeures et mineures altérées de même.

« Mais, demandera-t-on, pourquoi des marches diatoniques? Par un instinct qui, dans une langue accentuée et chantante, porte à choisir les inflexions les plus commodes; car, outre les modifications trop

14.

fortes qu'il faut donner à la glotte pour entonner les grands intervalles des consonnances, et la difficulté de régler l'intonation, l'organe prit un milieu et tomba naturellement sur des intervalles plus petits que les consonnances, et plus simples que les comma; ce qui n'empêcha pas que de moindres intervalles n'eussent aussi leur emploi dans le genre pathétique.

« L'étude de la philosophie et le progrès du raisonnement ayant perfectionné la grammaire, ôtèrent à la langue ce ton vif et passionné qui l'avait d'abord rendu si chantante. Dès le temps de Mélanippide et de Philoxène, les symphonistes, qui avaient d'abord été aux gages des poëtes, en devinrent indépendants, et c'est de cette licence dont se plaint Phérécrate, dans une comédie que nous a conservée Plutarque. Ainsi, la mélodie commençant à n'être plus si adhérente au discours, prit insensiblement une existence à part, et la musique devint plus indépendante des paroles. Alors cessèrent, peu à peu, ces prodiges que la mélodie avait produits lorsqu'elle n'était que l'accent de l'harmonie et de la poésie. Aussi, dès que la Grèce fut pleine de sophistes et de philosophes, n'y vit-on plus ni poëtes ni musiciens célèbres. En cultivant l'art de convaincre on laissa perdre celui d'émouvoir. Platon lui-même, jaloux d'Homère et d'Euripide, décria l'un et ne put imiter l'autre.

« Bientôt la servitude ajouta son influence à celle de la philosophie. La Grèce, aux fers, perdit ce feu qui n'échauffe que les âmes libres, et ne trouva plus, pour louer ses tyrans, le ton dont elle avait chanté ses héros. Le mélange des Romains affaiblit encore ce qui restait au langage d'harmonie et d'accent. Le latin, langue plus sourde et moins musicale, fit tort à la musique en l'adoptant. Le chant employé dans la capitale altéra peu à peu celui des provinces ; les théâtres de Rome nuisirent à ceux d'Athènes. Quand Néron remportait des prix, la Grèce avait cessé d'en mériter ; et la même mélodie partagée à deux langues, convint moins à l'une et à l'autre.

« Enfin, arriva la triste catastrophe qui détruisit les progrès de l'esprit humain, sans ôter les vices qui en étaient l'ouvrage. L'Europe, inondée de barbares et asservie par des ignorants, perdit, à la fois, ses sciences, ses arts et l'instrument universel des uns et des autres, savoir la langue harmonieuse perfectionnée. Ces hommes grossiers que le Nord avait engendrés, accoutumèrent insensiblement toutes les oreilles à la rudesse de leur organe ; leur voix dure et dénuée d'accent était bruyante sans être sonore. L'empereur Julien comparait la langue des Gaulois au coassement des grenouilles. Toutes leurs articulations étant aussi âpres que leur voix était sourde, ils ne pouvaient donner qu'une sorte d'éclat à leurs chants, celui de renforcer les voyelles pour couvrir l'abondance et la dureté des consonnes.

« Ce chant bruyant, joint à l'inflexibilité de l'organe, obligea les nouveau-venus et les peuples subjugués qui les imitèrent, de ralentir tous les sons pour les faire entendre. L'articulation pénible et les sons renforcés concoururent également à chasser de la mélodie tout sentiment de mesure et de rhythme ; comme ce qu'il y avait de plus dur était toujours le passage d'un son à un autre, on n'avait rien de mieux à faire que de s'arrêter sur chacun, le plus qu'il était possible, de le renfler, de le faire éclater le plus qu'on pouvait. Le chant ne fut bientôt plus qu'une suite ennuyeuse et lente de sons traînants et criés, sans douceur, sans mesure et sans grâce.

« Le chant ainsi dépouillé de toute mélodie et consistant uniquement dans la force et la durée des sons, dut suggérer les moyens de la rendre acceptable par des consonnances. Plusieurs voix traînant sans cesse à l'unisson des sons d'une durée illimitée, trouvèrent, par hasard, quelques accords qui parurent agréables à l'oreille, et ainsi commença la pratique du *discant* et du *contre-point*.

« J'ignore combien de siècles tournèrent autour des vaines questions que l'effet connu d'un principe leur fit agiter. Le plus infatigable lecteur ne supporterait pas, dans Jean Muris, le verbiage de huit ou dix grands chapitres pour savoir si, dans l'inter-

valle de l'octave, coupée en deux consonnances, c'est
la quinte ou la quarte qui doit être au grave ; et quatre cents ans après, on trouve encore dans Bon-
temps des énumérations non moins ennuyeuses. Cependant l'harmonie prit la route que lui prescrivait
l'analyse.

« La mélodie étant oubliée, et l'attention du musicien s'étant tournée entièrement vers l'harmonie,
tout se dirigea peu à peu sur cet objet ; les genres,
les gammes, les modes, tout reçut des faces nouvelles ; ce furent des successions harmoniques qui ré-
glèrent la marche des parties. Cette marche ayant
usurpé le nom de mélodie, on ne put reconnaître,
en effet, dans cette nouvelle mélodie les traits de sa
mère et notre système musical étant ainsi venu par
degrés, purement harmonique, il n'est pas étonnant
que l'accent oral en ait souffert et que la musique
ait perdu pour nous presque toute son énergie.

« Voilà comment le chant devint, par degrés, un
art entièrement séparé de la parole, dont il tire son
origine ; comment les harmoniques des sons firent
oublier les inflexions de la voix et, comment enfin,
bornée à l'effet purement physique du concours des
vibrations, la musique se trouve privée des effets
moraux qu'elle avait produits quand elle était doublement la voix de la nature. »

Pendant un séjour de six années que je fis dans le
Péloponèse et l'Attique, j'eus bien des fois l'occasion

d'entendre les chants naïfs des pâtres du Taygète, du Lycée, du Parnasse et du Cythéron. Ces chants, moitié vénitiens, moitié turcs, ne sauraient donner la moindre idée de la musique lyrique de l'ancienne Grèce ; cependant, j'ai cru distinguer dans les chants populaires de certaines localités de l'Arcadie et sur le versant oriental des monts Penthéliques, en regard d'Athènes, des mélodies tout à fait différentes des autres. Le hasard me fit découvrir dans le monastère du mont Ithôme, près des ruines de Messène, un Caloyer musicien, qui eut la complaisance de me chanter plusieurs *odes* ou airs que la tradition avait perpétués dans sa famille, depuis un temps immémorial. Ces airs ne ressemblaient en rien aux autres chants populaires que j'avais entendus, et je pensai qu'ils pouvaient se rapprocher des mélodies antiques, peut-être de celles qui datent de la décadence grecque. J'ai donc recueilli, noté et arrangé avec soin, plusieurs de ces morceaux que les curieux pourront se procurer chez l'éditeur de cet ouvrage.

CHAPITRE XVI.

DE LA MÉLODIE. — DES ACCORDS ET DE L'HARMONIE.

La mélodie peut se définir : une série de notes formant des phrases, et ces phrases un chant, selon les lois du rhythme et de la modulation.

On donne le nom d'*accord* à plusieurs notes déterminées, qui sont frappées simultanément.

Les principaux accords du système musical moderne, sont : *l'accord parfait* majeur et mineur, — l'accord de la *dominante*, — l'accord de la *septième dominante*,— l'accord de la *neuvième* majeure et mineure, — l'accord de la *sensible* et l'accord de la *septième diminuée.*

Une succession d'accords, formés selon les règles de la composition, constitue l'*harmonie*. Cette dernière, soumise à des règles invariables, peut être considérée comme la partie mathématique de la musique.

On croit généralement que les anciens ignoraient, et ne pratiquaient point les règles de l'harmonie ; qu'ils chantaient et jouaient à l'unisson ou à l'octave.

Cette croyance nous paraît fort peu logique ; il eût été bien étrange, en effet, qu'un peuple si passionné pour les arts, et qui faisait une si heureuse application des lois de l'harmonie dans les compositions littéraires et architecturales, en sculpture et en peinture, etc., s'en fût passé pour la musique seulement.

On revient facilement de cette erreur par la lecture attentive des ouvrages de Pythagore, de Platon, d'Euclide, d'Aristoxène, de Nicomaque, de Ptolémée, etc., où l'on trouve les rapports des sons déterminés mathématiquement, et les consonnances et les dissonnances parfaitement étudiées. — Les *Éléments harmoniques* d'Aristoxène, le plus ancien ouvrage sur la musique qui nous reste des ruines de l'ancien monde, établissent les intervalles consonnants et dissonnants ; les accords de tierce, quarte, quinte, sixième, septième et neuvième ; l'octave, la onzième, la douzième et la double octave. Mais ils ne pouvaient entrer dans leur harmonie, parce que le système musical des Grecs était complétement différent du nôtre. — Aristote démontra dans ses *Problèmes* que l'octave était la consonnance la plus naturelle ; c'est, dit-il, l'accord que fait entendre la voix des enfants et des femmes mêlée à celle des hommes ; le son expirant d'une corde qu'on a pincée n'est autre que son octave.

Il ajoute, autre part, qu'un mélange de la basse et du dessus, des sons longs, brefs et des voix différentes, produit une belle harmonie. Ce philosophe dit encore, dans sa poétique : la musique fait ses imitations avec le chant, l'harmonie et le rhythme, comme la peinture fait les siennes avec les traits et les couleurs.

— Nicomaque prouva que les accords de quarte et quinte n'étaient pas moins naturels, en faisant observer que dans la déclamation soutenue la voix franchissait plus souvent ces intervalles que les autres.

— Sénèque, dans une lettre à son ami, s'exprime ainsi : « Ne voyez-vous pas de combien de voix différentes un chœur est composé? On y entend des basses, des dessus, des moyennes, des voix de femmes mêlées à celles des hommes. »

— Macrobe mentionne cinq espèces de symphonies où chaque instrument faisait une partie distincte, et dont les accords produisaient une délicieuse harmonie.

— Cassiodore définit la symphonie l'art de tempérer la basse avec le dessus, soit dans les voix, soit dans les instruments à vent ou à cordes, de façon qu'il en résulte une harmonie agréable.

— Athénée et Jamblique disent que la mélodie produisait sur les Grecs plus d'effet que l'harmonie.

— Ptolémée décrit le monocorde comme un instrument n'ayant ni consonnance, ni accompagnement, ni concours, ni complications de sons.

Nous n'en finirions pas, s'il fallait citer tous les anciens auteurs qui ont parlé de l'harmonie musicale des Grecs, et dont les effets seront consignés dans le chapitre suivant. Enfin, nous ferons observer avec Sénèque, Pausanias, Varron, Philostrate, Athénée, J. Pollux, etc., que les Grecs avaient des instruments pour la mélodie, et d'autres pour l'harmonie ; qu'ils connaissaient le violon, ainsi que le prouve une médaille de Néron, portant, d'un côté le portrait de l'empereur, et de l'autre une espèce de violon, médaille dont parle Vigenerre dans sa traduction des Tableaux de Philostrate ; qu'ils possédaient une nombreuse variété de lyres, dont quelques-unes avaient quarante et cinquante-deux cordes, dont les musiciens devaient nécessairement tirer des accords. Enfin, on trouve dans Tertullien la description suivante d'un orgue hydraulique de l'invention d'Archimède : — « Voyez cette machine étonnante, composée de tant de pièces, de tant de parties différentes, de tant de jointures, de tant de tuyaux divers formant un si grand assemblage de voix, un si grand mélange de sons, et cependant tout cela ne forme qu'un seul instrument ! »

Or, tous ces témoignages en faveur de l'harmonie des anciens, ne sauraient laisser aucun doute sur

cette partie de leurs connaissances; mais, nous le répétons, leur harmonie n'avait aucun rapport avec la
nôtre, puisque leur système musical différait entièrement du nôtre. S'ils ne faisaient pas un usage aussi
fréquent de l'harmonie que les modernes; si, dans
leurs concerts, les belles voix chantaient seules accompagnées d'un seul instrument, c'est parce que
leur langue étant la plus douce et la plus harmonieuse
des langues du monde, ils appréciaient en même
temps la beauté de la poésie, et la beauté de la mélodie; c'est enfin, parce qu'ils étaient convaincus que
la poésie lyrique ne pouvait pas plus se passer du
chant que le chant de la poésie.

D'après les documents historiques que nous venons
de mettre sous les yeux du lecteur, d'après les merveilleux effets produits par la musique des anciens
qui seront exposés dans le chapitre suivant, nous
croyons, avec plusieurs archéologues et savants musiciens, que l'art de la musique, surtout celui du
chant, fut porté à un haut degré de perfection chez
les Grecs. Cette croyance est d'abord basée sur trois
raisons explicites :

1º Le goût, l'aptitude, on pourrait dire la passion
que les Grecs avaient pour les arts qui les fit nommer
le peuple artiste par excellence, et qui servit de modèle à tous les autres peuples du monde;

2º L'art musical, partie obligée de l'éducation,
était encouragé par l'État et cultivé aussi bien par

l'élite de la nation que par les classes inférieures. Les luttes musicales, les prix, les honneurs, les récompenses glorieuses accordées aux vainqueurs durent exciter une noble émulation et produire de grands musiciens. Une circonstance des plus importantes qu'il ne faut pas oublier, c'est que la plupart des musiciens célèbres étaient à la fois poëtes, philosophes et mathématiciens ;

3° Avec de semblables moyens et une si grande aptitude, l'art musical, qui fleurit chez les Grecs pendant deux mille ans, peut-il être jugé inférieur à l'art moderne, qui n'a commencé à revivre que depuis deux cents ans environ?

Ce qui nous est parvenu de la musique des anciens est apocryphe ou incomplet, et ne saurait nous en faire apprécier l'excellence. Il n'est point rationnel de traiter de fabuleux les prodiges qu'elle opérait ; car on ne peut récuser certains faits historiques, pas plus que nier l'existence de certaines villes, de certains hommes. Or, si les arts libéraux, la sculpture, la peinture, l'architecture, la poésie, la mimique, furent portées, chez les Grecs, à ce degré de perfection que nous n'avons pu atteindre de nos jours, n'y aurait-il eu que l'art musical qui fût resté en arrière? D'un autre côté, est-il permis de croire que les oreilles attiques, si fines, si délicates pour l'euphonie des mots, pour la cadence et l'harmonie des vers, du discours, eussent été grossières pour les

concerts de voix et d'instruments? Évidemment
cette opinion n'est pas soutenable, et nous renvoyons
le lecteur qui désirerait s'éclairer sur cette question,
à l'ouvrage de Dutens, intitulé : *Origine des découvertes attribuées aux modernes.* Ils y verront que la
plupart de ces magnifiques découvertes publiées à
son de trompe, avec accompagnement de brevet
d'invention, sont renouvelées des Grecs, sauf quelques modifications.

CHAPITRE XVII.

DE LA MUSIQUE CHEZ LES ROMAINS.

L'art musical n'eut pas, chez les Romains, la
même importance que chez les Grecs, et cela s'explique par la différence dans le caractère de ces
deux grands peuples de l'antiquité. Le Grec était
passionné pour les beaux-arts; le Romain pour la
guerre. L'un, guidé par l'amour et la poésie, ne
voyait d'autre but que la perfection des arts; l'autre,
mettant sa gloire dans le maniement des armes, ne
pensait qu'à la conquête du monde. A Athènes, la
profession de musicien était honorable; celui qui
n'aurait pas su la musique eût été regardé comme
ignorant et fort négligé dans son éducation; de plus,
l'enseignement de la musique n'était permis qu'aux
personnes libres. A Rome, c'était tout le contraire;
hormis quelques rares exceptions, le patricien aurait
cru déroger à son rang en apprenant et pratiquant

la musique; aussi cet art était-il généralement abandonné aux affranchis et aux esclaves.

Les Romains ne furent, dans les arts, que les imitateurs des Grecs. Les premiers musiciens qu'on entendit à Rome venaient d'Étrurie; leurs instruments étaient la trompette, la flûte et une lyre grossière. Denys d'Halicarnasse nous apprend que les Arcadiens apportèrent en Italie les lettres grecques et la musique instrumentale; avant leur arrivée on ne connaissait que les pipeaux des bergers.

Le roi Numa fit danser et chanter en l'honneur des Dieux.—Servius Tullius ordonna une fête où figurèrent deux cents joueurs de trompettes.—Dans la loi des Douze-Tables, il est rapporté que le chef des funérailles disposait de dix joueurs de flûte.— La conquête de la Sicile amena à Rome des joueurs de psaltérion, instrument dont on se servit dans les festins et les fêtes. Au second livre des Lois, Cicéron dit que, de tous les peuples, les Romains furent les plus tardifs dans les arts, celui de la guerre excepté, et qu'ils envoyaient leurs enfants s'instruire en Étrurie. Ce ne fut qu'après avoir asservi la Grèce et l'avoir réduite en province romaine, que la musique grecque s'introduisit dans Rome et y fit des progrès. — Manlius, pour rendre son triomphe plus magnifique, fit venir de Corinthe et d'Athènes une troupe nombreuse de musiciens. Sous le consulat d'Emilius, la musique parut avec éclat, et l'on accorda des priviléges aux musiciens de tous pays qui se fixaient à Rome. En peu de temps, le nombre des musiciens s'accrut considérablement, et leur présence devint indispensable dans les fêtes publiques et privées.

A la première *naumachie*, donnée par Jules César sur le lac Fucin, le nombre des musiciens, montés sur trente galères, s'élevait à dix mille ! Auguste, voulant renchérir sur son prédécesseur, donna au peuple romain une immense fête où quinze mille musiciens se firent entendre ! — Sous le règne de Tibère, un meurtre ayant été commis dans un théâtre, les musiciens et comédiens furent renvoyés de Rome, et la ville devint un séjour aussi triste qu'il avait été agréable. — Caligula rappela les musiciens exilés et les combla de bienfaits. Il parut dans une fête, costumé en Apollon, à la tête des divinités du Parnasse, et fit jouer, par un nombreux orchestre, des morceaux composés pour chacune d'elles. Sous l'empereur Claude, les comédiens et musiciens reçurent des couronnes d'or. — Mais ce fut sous Néron que l'art de la musique obtint le plus d'encouragements et d'honneurs. Doué d'une belle voix et grand amateur de musique, cet empereur cultiva le chant avec passion et prit avec assiduité des leçons de cythare du musicien Diodorus, le premier joueur de lyre de son temps. Suétone et Martial rapportent que Néron prenait toutes les précautions imaginables pour embellir et conserver sa voix ; il se privait de

fruits et de boissons acides, faisait grand usage
d'huile et d'œufs frais, se purgeait fréquemment, et
portait sur la poitrine une plaque de plomb, d'après
le conseil de son maître. Après s'être perfectionné
dans l'art du chant et de la lyre, il se rendit à Naples, monta sur le théâtre pour y disputer le prix du
chant, et remporta la victoire sur de nombreux con-
currents. Des couronnes lui furent décernées pour la
musique et la poésie. Dans les transports de sa joie,
il fit graver ses vers en lettres d'or, et ordonna qu'on
les portât au Capitole pour y être dédiés à Jupiter.
De retour à Rome, Néron chanta plus que jamais, au
grand plaisir du peuple, à qui il faisait distribuer de
l'argent. Craignant, néanmoins, que sa folle passion
de fréquenter les théâtres, non-seulement pour
chanter, mais pour jouer le rôle de comédien, ne fît
dire qu'il dégradait la pourpre impériale, il força
quantité de sénateurs et de dames patriciennes de
jouer avec lui la comédie. Jamais la musique ne fut
plus en honneur, au dire de Martial, et il suffisait de
savoir chanter ou jouer d'un instrument, pour obtenir les bonnes grâces de l'empereur et faire fortune.

Bientôt Rome lui sembla une enceinte trop étroite
pour ses succès; il résolut donc d'aller en Grèce, et
fit d'immenses préparatifs de départ. Il enrégimenta
cinq mille musiciens et les revêtit d'un riche uniforme; il enrôla trois mille claqueurs et fit construire
de magnifiques équipages. Néron s'embarqua avec

tout ce monde et arriva à Olympie, où il entra en lice avec les plus fameux chanteurs, musiciens et poëtes lyriques. Les huit mille claqueurs et musiciens qu'il avait à sa solde entouraient la barrière, battaient des mains et forçaient le public à prodiguer ses applaudissements au César. Quelques téméraires qui osèrent faire entendre des sifflets, furent étranglés sur place. Un célèbre chanteur d'Athènes qui, n'ayant pas voulu se laisser corrompre par l'or du César, osa se mesurer avec lui, fut assassiné pendant la nuit. Tandis qu'au contraire, l'or, les récompenses et le titre de citoyen romain furent prodigués aux juges qui avaient proclamé Néron vainqueur.

Néron se présenta successivement avec sa suite nombreuse et magnifique aux jeux Isthmiques, Néméens et Pythiques, les plus célèbres de la Grèce, dans lesquels il remporta les premiers prix. On raconte qu'il donna mille talents au musicien Isménias et quinze cents au cythariste Ménécrate, qui, s'étant laissés vaincre par lui, l'avaient proclamé leur maître.

Néron repartit pour l'Italie, emportant quatorze cents couronnes. Le sénat et le peuple romain vinrent à sa rencontre ; les lieux qu'il parcourait étaient jonchés de fleurs, et les parfums brûlaient de tous côtés sur son passage. Il fit son entrée dans Rome sur un char étincelant d'or et de pierreries, tiré par quatre chevaux blancs et entouré d'une troupe de

musiciens qui portaient ses quatorze cents couronnes.

La passion de la musique n'abandonna jamais ce
prince, qui épuisa le trésor public en fêtes et en lar-
gesses, jusqu'au moment où, fatigué de ses infamies,
de ses atrocités, le peuple romain décréta sa mort.
Néron, pour échapper au supplice de la fourche et
du fouet, prononça, en se poignardant, ces dernières
paroles : « Quel chanteur Rome perd aujourd'hui ! »

La musique perdit de son importance à dater de
la mort de Néron ; depuis cette époque jusqu'à la décadence romaine, on ne vit plus, dans la ville des
Césars, que quelques rares musiciens de réputation,
qui venaient de Grèce ou de l'Ionie. Les guerres ci-
viles et l'établissement du christianisme firent oublier peu à peu la musique et les autres arts qu'en-
courageait le paganisme.

Nous ne parlerons point de la musique des Hé-
breux, entièrement consacrée au culte, et qu'ils te-
naient des Égyptiens. En effet, ce que rapporte
l'historien Josèphe relativement à la musique de
sa nation, paraît fort éloigné de la vérité, et il n'est
guère utile de le répéter.

CHAPITRE XVIII.

DES EFFETS DE LA MUSIQUE SUR L'ORGANISME HUMAIN

Tout est harmonieux dans l'univers, et tous les êtres se meuvent dans le grand cercle de l'harmonie générale. La consonnance plaît parce qu'elle annonce l'union, la vie; la dissonnance déplaît parce qu'elle indique la disgrégation, la destruction. Le corps humain est un composé harmonieux d'organes; chacun de ces organes a sa voix dans le concert organique ou vital, et c'est par une réciprocité d'action que l'harmonie extérieure influe sur la nôtre.

Les impressions que produit la musique sont toujours en rapport avec la manière d'être de l'individu et l'état de ses organes; ses effets sont aussi en raison directe de la délicatesse de l'ouïe, des dispositions de l'âme, de l'habileté du musicien, du ton, du rhythme, etc. Ainsi, la musique guerrière anime le soldat, redouble sa valeur. — La musique grave dispose au recueillement, à l'adoration; — le *presto* rend plus léger ; — l'*allegro* égaie ; — l'*andante* apporte le calme et parfois la tristesse ; — l'*amoroso* fait naître de vagues désirs, de tendres inquiétudes, et nous berce au milieu de ces délicieuses rêveries d'amour qui inondent le cœur de leurs doux parfums.

Le rhythme est, comme on le voit, une partie essentielle, un moyen énergique de la phrase musicale ; il exerce une influence très-puissante sur nos mouvements vitaux ; il règle, distribue et soutient nos forces. — Les matelots et les ouvriers qui soulèvent de lourds fardeaux, se servent du rhythme pour agir en mesure et conserver l'ensemble. — Dans les grands ateliers, la plupart des ouvriers s'animent au travail par des chants rhythmés. — Les nègres des colonies sont soutenus dans leurs rudes travaux par une musique fortement rhythmée. Grétry se servait du rhythme pour modérer le pas d'un ami avec lequel il aimait à faire de longues promenades ; dès que celui-ci marchait trop vite, le célèbre compositeur fredonnait un *larghetto*, et le pas de l'ami se mesurait aussitôt sur ce mouvement. — Les notes entraînantes d'un orchestre de bal animent les femmes les plus faibles, au point de les rendre infatigables à la danse. — Le soldat, harassé par une longue marche, retrouve la vigueur de ses jambes au bruit rhythmé des tambours. — L'homme des champs oublie ses fatigues, et l'Arabe poursuit sa marche pénible à travers le désert, soutenus par le rhythme de leurs chansons.

Les tons élevés, les sons aigus, le mouvement saccadé agacent les nerfs et prédisposent à l'irritation, à la colère. Les bruits dissonnants de l'émeute populaire échauffent les esprits, allument les passions, et, au milieu de ces explosions de voix, de ces cris aigus qui s'entrechoquent, les âmes les plus fermes peuvent à peine se soustraire à l'entraînement de la multitude. — Il y a des bruits formidables, atterrants, des sons déchirants dont la strideur fait hérisser les cheveux et glace le corps d'un frisson général. Mais, en revanche, il existe des modulations tendres et langoureuses, surtout dans les tons bémolisés, qui assoupissent les douleurs, ramènent le calme, et attendrissent parfois les êtres les plus féroces.

L'explication physiologique de ces diverses influences de la musique peut se résumer ainsi : Les sons et les rhythmes exercent une action sensible sur la circulation sanguine, qui se trouve hâtée en raison directe de l'acuité des sons et de la vitesse des rhythmes, ou retardée en raison directe de leur gravité et de leur lenteur. La cause de ces phénomènes se trouve dans l'ébranlement nerveux qui, du cerveau, se communique à la moelle épinière, aux nerfs pneumo-gastrique et grand sympathique, triple source fournissant au cœur le fluide nécessaire à ces fonctions. Plus les notes sont fortes et le rhythme rapide, plus les battements du cœur sont précipités, et, par conséquent, la circulation rapide ; au contraire, moins les notes ont de force et le rhythme de vivacité, moins les contractions du cœur sont rapprochées et plus la circulation est lente. De telle sorte qu'un *adagio* très-grave peut diminuer le nombre des battements du cœur, de même qu'un *allegro* très-vif peut les multiplier.

On a observé qu'il existait une connexion, une sympathie entre les différents rhythmes et les tempéraments : les personnes bilieuses, mélancoliques, dont la circulation est lente, aiment les notes longtemps soutenues, les mouvements graves. — Les sujets sanguins et nerveux, dont la circulation est active, se passionnent pour les airs vifs, légers, les mouvements rapides. — Les tempéraments lymphatiques, les organisations molles ou langoureuses, préfèrent les mélodies moins brillantes et les rhythmes plus tranquilles.

On doit aussi tenir compte des âges, des sexes, des climats, et de l'état présent du système nerveux des individus : plus l'impressionnabilité nerveuse est développée, plus l'effet musical est intense, mieux il est senti. Les organisations humaines étant aussi nombreuses que variées, les effets de la musique doivent offrir mille nuances ; mais on peut avouer qu'en général, ces effets sont d'autant plus vivement ressentis que le système nerveux est monté à un plus haut degré de délicatesse ou d'irritabilité. Les nerfs de la femme sont plus facilement ébranlés par les sons aigres que par les sons graves; c'est le contraire pour l'homme. Quand le cœur est dilaté par la joie, des airs gais consonnent avec cet état; le cœur est-il resserré par le chagrin, les airs lents et tristes nous sont sympathiques. Le plus habile musicien ne saurait nous émouvoir et s'emparer de nos affections sans trouver ces consonnances.

Si la musique des anciens Grecs produisait des effets si merveilleux, c'est qu'elle pénétrait le cœur et l'âme; c'est que les mélodies simples et naturelles pouvaient être comprises de tout individu, musicien ou non; c'est enfin, parce que la nation grecque, depuis l'aristocrate jusqu'au plus grossier paysan, était sensible à la poésie des beaux-arts. Aujourd'hui notre musique est trop savante, et la multitude beaucoup trop ignorante pour en saisir les nuances et en éprouver les effets.

Parmi les faits innombrables et irrécusables que l'histoire ancienne et moderne a consignés dans ses annales, concernant la puissance de la musique sur l'organisation humaine, nous choisirons les plus remarquables, ceux qui ont eu le plus de retentissement.

En commençant par Orphée, tout le monde sait que ce poëte musicien civilisa les peuples barbares de la Grèce avec le secours de sa lyre.

Amphion excitait, par ses chants et les accords de sa lyre, les ouvriers qui bâtissaient les murs de Thèbes, et soutenait leurs forces.

Lorsqu'on releva les murs de Messène, un nouvel Amphion opéra le même prodige ; les ouvriers ne demandaient point de salaire et oubliaient leurs fatigues en l'écoutant.

Arion, sur le point d'être jeté à la mer par des matelots qui en voulaient à son argent, prit sa lyre et improvisa des chants si doux, que les malfaiteurs, attendris, lui accordèrent la vie et le déposèrent dans une île déserte.

Therpandre apaisa une sédition, à Sparte, avec le seul secours de ses chants et de sa lyre.

Tout le monde connaît les effets de la harpe de David sur le caractère emporté du roi Saül.

Plutarque rapporte que le musicien Antigénidas échauffa tellement l'esprit d'Alexandre le Grand, en jouant le nôme du *char* sur une flûte à deux tuyaux, que ce prince quitta subitement la table où il mangeait pour se jeter sur ses armes, et peu s'en fallut que les convives n'en fussent victimes.

Le fameux joueur de lyre Timothée pouvait également exciter la colère d'Alexandre et l'apaiser en changeant de mode.

Boécius, dans son *Art de la musique,* nous apprend que Damon, poëte, musicien et homme d'État, apaisa, avec sa lyre, une dispute furieuse qui s'était élevée parmi les convives échauffés par le vin.

Le chanteur Phrynis sut attendrir le cœur de plusieurs soldats féroces qui allaient immoler leurs prisonniers.

Pythagore, voyant un jeune homme égaré par des transports de jalousie et sur le point d'incendier la maison d'une maîtresse infidèle, ordonna à un joueur de flûte de jouer sur le mode hypo-phrygien; aussitôt le jeune homme revint de son égarement et versa des larmes.

Empédocle, n'ayant pu calmer par le raisonnement la fureur d'un homme qui voulait attenter à la vie de son ami, saisit sa lyre et en tira des sons si touchants que le meurtrier s'attendrit, pleura, et devint un des disciples du philosophe musicien.

Athénée dit qu'au siége d'Argos par Démétrius Polyorcète, les soldats, fatigués, avaient renoncé à pousser une lourde machine de guerre contre les remparts de la citadelle. Démétrius fit venir le musicien Érodote, qui sonna de la trompette avec tant de force, que les soldats, électrisés, sentirent redoubler leurs forces et poussèrent en quelques instants la machine contre le rempart.

Le peintre Théon tira profit de l'influence qu'exerçait la musique sur le peuple athénien. Un jour qu'il exposait un tableau représentant un soldat armé de toutes pièces et fondant sur l'ennemi, il fit sonner derrière le rideau plusieurs trompettes; lorsqu'il vit les spectateurs animés par cette musique guerrière, il découvrit son tableau. La foule battit des mains et le couvrit d'applaudissements.

La voix de la joueuse de lyre Glaucé avait un tel empire sur le cœur de ceux qui l'écoutaient, qu'elle obtenait d'eux tout ce qu'elle désirait.

Au milieu des joies tumultueuses d'un festin où assistaient plusieurs femmes, Pythagore arrêta brusquement les élans amoureux des jeunes convives, en ordonnant au joueur de lyre de substituer au mode phrygien un mode plus grave.

Platon, Aristote et Chrysippus s'accordent à reconnaître qu'il existait certains airs, chantés par les nourrices, qui possédaient la vertu d'arrêter les cris, les pleurs des enfants, et de les endormir.

Jamblique et Porphyre reconnaissent également que plusieurs mélodies anciennes procuraient un doux sommeil et d'heureux songes. La philosophe et musicienne Léontium jouait de la cithare et chantait à ravir. La foule accourait dans les jardins d'Épicure pour l'entendre, et les comparait aux chants élyséens, embellis par les grâces et les talents d'une muse charmante.

Lamia excellait sur la flûte et sur la lyre. Démétrius s'enflamma pour elle du plus vif amour et fit mille folies pour lui plaire. Les Athéniens bâtirent un temple à Vénus-Lamia ; les Thébains les imitèrent, et les Scycioniens lui élevèrent un arc de triomphe.

Le sanguinaire Amurath IV, ayant pris Bagdad, ordonna le massacre de trente mille prisonniers ; cet ordre barbare s'exécutait, lorsqu'un joueur de psaltérion vint se jeter aux pieds du sultan : O mon souverain maître ! s'écria-t-il, permets-moi, avant de mourir, de te chanter la prise de Bagdad et le triomphe du vainqueur. Amurath lui accorda sa demande ; son cœur féroce ne put rester insensible aux chants mélodieux du vaincu, et bientôt des larmes d'attendrissement humectèrent ses paupières. Alors, non-seulement il accorda la vie à tous ceux qui n'avaient pas encore été passés au fil de l'épée ; mais il ordonna qu'on leur rendît la liberté.

Éric, roi de Danemark, frappait à grands coups d'épée tous ceux qui se trouvaient autour de lui, lorsqu'il entendait certains airs.

Sous le règne d'Henri III, un musicien nommé Claudien, qui jouait d'une espèce de viole aux noces du duc de Joyeuse, excita un si grand trouble dans l'esprit de ce seigneur, qu'il osa porter la main sur ses armes en présence du roi.

La voix de Nantilde enflamma si profondément le cœur du roi Dagobert, qu'il divorça pour l'épouser.

Charibert divorça également avec Ingoberge, son épouse, pour se marier avec Mérofiède, qui l'avait vaincu par le charme de sa voix.

M. de la Borde raconte, dans ses *Mémoires*, le fait suivant : « Farabi, musicien arabe, se présente à la

cour de Sahib ; il tire de sa poche un instrument à
cordes, et chante en s'accompagnant. Au mouvement léger de sa musique, tout le monde se met à
rire et à danser. Farabi change de ton ; aussitôt la
tristesse se répand sur tous les visages et l'attendrissement dans tous les cœurs. Le musicien change encore une fois de ton et de rhythme ; à sa mélodie,
lente et somnifère, les auditeurs sentent leurs paupières s'appesantir ; ils bâillent, ferment les yeux, et
s'endorment d'un doux sommeil. »

De nos jours on a vu, dans les sombres forêts de
l'Amérique du Sud, des hordes sauvages suspendre
un combat acharné, en entendant la voix d'un Espagnol qui s'accompagnait de la guitare. Vaincus par
les charmes de l'harmonie, ces sauvages oublièrent
leur haine, leur soif de vengeance, et se donnèrent
la main. Nous pourrions relater une foule d'anec-
dotes de ce genre ; mais nous renvoyons le lecteur
curieux à l'ouvrage de Roger intitulé : *Des effets de
la musique sur le corps humain.*

Mais, de tous les grands effets musicaux, les plus
remarquables sont, sans contredit, ceux que produit
la musique dramatique, parce qu'elle développe,
agrandit la pensée du poëte, et qu'elle s'adresse à la
fois aux sens et à l'esprit. Les sons, les accords des
voix humaines et de l'orchestre, ingénieusement
combinés, ébranlent nos fibres les plus profondes, et
les êtres les plus indifférents ne sauraient y résister.

Ce que la poésie raconte, la musique le personnifie ; ce que la première ébauche, la seconde le complète. Ainsi, la description poétique d'un naufrage, d'un combat, nous émeut, nous agite ; mais, si la musique vient **au** secours de la poésie et emploie la puissance imitative, alors nous frissonnons, notre cœur suspend ou précipite ses battements ; il nous semble entendre l'ouragan mugir, les armes se froisser, le bruit effrayant des vagues, les craquements du navire, les cris de désespoir des naufragés...

Les anciens avaient parfaitement saisi la puissante alliance de la poésie à la musique, et ils les faisaient toujours marcher ensemble. J.-J. Rousseau, dont l'opinion est d'un grand poids dans cette matière, avoue aussi que par ses inflexions vives, accentuées, la musique donne plus de vigueur à la narration, développe dans le cœur de l'homme les sentiments et les passions, peint tous les tableaux, et soumet la nature entière à ses savantes imitations.

L'homme n'est point le seul être vivant qui soit sensible à la musique ; une foule d'animaux et d'insectes en sont affectés plus ou moins vivement. — L'éléphant nouvellement tombé au pouvoir de l'homme, écoute avec délices les sons mélodieux des instruments et se laisse docilement conduire en esclavage. — Les dauphins suivent le navire où l'on fait de la musique, et témoignent de leur plaisir par des bonds et des sifflements. — Le cheval s'anime,

hennit au bruit des fanfares. — Le chameau prête
une oreille attentive à la chanson mélancolique de
l'Arabe nomade. — Le mulet se réjouit au son argen-
tin des clochettes. — Le *Bucoliasme*, ou chanson du
bouvier, ranime le bœuf fatigué.—Oubliant les dan-
gers qui le menacent, le cerf s'émeut aux sons loin-
tains du cor de chasse et devient victime de la meute
acharnée qui le poursuit. — Le lézard, le serpent,
l'araignée et autres insectes, sortent de leurs trous,
attirés par les sons de la flûte, etc... Voyez notre *Histoire du magnétisme*, où sont relatés les effets prodigieux de la voix et des sons sur l'homme et les animaux (1).

(1) *Les Mystères du Sommeil et du Magnétisme,* ou Physiologie anec-
dotique du somnambulisme naturel et magnétique. — Songes fatidi-
ques, extases, visions, hallucinations. — Fluide vital. — De la Magie.
— Source du merveilleux. — Physique des tables tournantes. — Des
Esprits et de leur jonglerie, etc. — Prix : 3 fr. Chez Dentu, libraire,
Palais-Royal, à Paris.

CHAPITRE XIX

MUSIQUE APPLIQUÉE A LA MÉDECINE.
DE SON HEUREUSE INFLUENCE SUR CERTAINES MALADIES

Chaque passion, chaque maladie, a son ton, son
mode, sa gamme, ses inflexions, son rhythme et sa
mesure. C'est pourquoi les sons musicaux ont le pouvoir de réveiller les passions et les affections, de les
modérer ou de les exciter, de calmer les maladies ou
d'accroître leur intensité. On peut comparer l'homme
à un instrument à cordes ; ses fibres se tendent ou se
détendent, selon les influences atmosphériques et
les impressions cérébrales. La fibre humaine frémit
à l'émission de telle ou telle note, selon que celle-ci
lui est sympathique ; son état peut pécher par excès
ou par défaut, c'est-à-dire qu'elle peut être trop tendue ou trop relâchée. Or, il est incontestable que la
musique est un puissant correctif à ces deux états ;
mais, pour cela, il faut que le son musical com-

mence par l'unisson de l'état organique, et que,
s'en éloignant peu à peu, il agisse ensuite tout à
fait en sens inverse. Ainsi, dans l'état de relâchement, de langueur, d'atonie, les airs tendres d'abord,
puis gais, vifs, stimulants, les rhythmes précipités, activeront les mouvements du cœur; le sang
jaillira avec plus de force, la circulation générale se
fera avec plus d'énergie, et le corps retrouvera sa
vigueur. Dans l'état de tension de la fibre, les modulations langoureuses, le rhythme marchant avec
lenteur, produiront d'excellents effets. Du reste, l'expérience a constaté que la musique bruyante calmait les flatuosités, les hypocondries, et que les
mélodies langoureuses apportaient du soulagement
aux douleurs nerveuses.

Les médecins de l'antiquité se servaient fréquemment et avec succès de la musique contre certaines
maladies nerveuses; les médecins modernes devraient, ce nous semble, y avoir plus souvent recours, surtout dans les cas où les autres moyens
thérapeutiques ont échoué.

Boécius disait : « La santé est si musicale, que la
maladie n'est rien autre chose qu'une dissonnance,
et cette dissonnance peut être corrigée par la musique. » — Hippocrate guérissait d'insomnie avec les
sons du pentacorde. Arion et Therpandre guérirent
par leurs chants un grand nombre d'Ioniens et de
Lesbiens attaqués de maladies nerveuses.

— La lyre de Chiron et la flûte d'Isménias calmaient les douleurs sciatiques.— Apollonius Dyscolus raconte que, de son temps, les Thébains se servaient communément d'instruments de musique pour remédier à beaucoup de maladies. — Démocrite et Asclépiade prônent la musique comme spécifique dans certaines frénésies. — Théophraste se porte comme témoin oculaire des bons effets de la musique dans plusieurs maladies nerveuses. — Aristote et Gallien recommandent la musique vocale et instrumentale contre les affections de l'âme et les désordres de l'intelligence. — Aulugelle, Athénée, Capella, Cardan, Viérius et beaucoup d'autres, citent de nombreuses observations de maladies rebelles qui ont été guéries par la musique.

Le pouvoir de la musique sur l'homme est si grand, dit Macrobe, qu'on fait jouer aux instruments militaires des airs propres à échauffer le courage lorsqu'il faut charger, et des airs d'un genre opposé lorsqu'il faut battre en retraite. Les symphonies nous agitent, nous rendent gais ou inquiets, et peuvent nous endormir. Il y a aussi des chants qui calment certaines maladies de l'esprit. En effet, comme il arrive quelquefois que les maladies du corps sont causées par les agitations de l'esprit, il n'est pas surprenant que la musique, en soulageant les maux de l'esprit, ait soulagé et même guéri plusieurs maladies corporelles.

Les philosophes et médecins de toutes les époques et de tous les pays, s'accordent à reconnaître la puissante influence de la musique sur notre système nerveux. Il suffit de trouver la mélodie ou l'harmonie, l'instrument ou la voix qui sympathise avec l'organisation de tel ou tel individu, pour guérir ou calmer les affections entretenues par un état nerveux anormal. La collection des thèses académiques des diverses facultés de médecine, françaises et étrangères, contiennent des observations fort remarquables sur ce sujet ; nous nous bornerons à quelques citations.

Meïbomius rapporte qu'une femme, tombée dans un sommeil léthargique depuis six jours, et sur le point d'être clouée dans un cercueil, fut tout à coup réveillée et rendue à la vie par une musique de noces qui passait sous ses fenêtres.

Philippe V, roi d'Espagne, était frappé d'une aliénation mentale que rien n'avait pu guérir ; la reine, qui savait combien son époux était sensible à la musique, fit venir le célèbre chanteur Farinelli, afin d'essayer si la voix de ce virtuose n'apporterait pas quelque amélioration à la triste maladie du roi. Un concert fut donné dans l'appartement voisin de celui qu'habitait le prince ; Farinelli s'y surpassa. Au premier morceau, Philippe éprouva une délicieuse surprise qui se changea en vive émotion ; le second morceau acheva de le transporter. Alors, il

demanda qu'on lui présentât le nouvel Orphée, pour
le complimenter. On fit venir le chanteur; le roi,
après lui avoir prodigué des éloges, promit d'accorder tout ce qu'il demanderait. Farinelli, à qui la leçon avait été faite, se jeta aux pieds de Philippe V,
en le suppliant de permettre qu'on lui fît la barbe et
qu'on l'habillât, afin que Sa Majesté pût présider son
conseil. La demande fut accordée. A dater de ce
jour la santé du roi s'améliora, et peu à peu la raison lui revint, en continuant toutefois d'écouter la
voix ravissante du virtuose italien.

Si l'on récusait le témoignage des hommes illus-
tres que nous avons cités, il faudrait aussi nier l'autorité des observateurs modernes, les Boerrhaave,
Diemerbroeck, Zimmerman, Baglivi, Bartholin,
Bannet, Dessault, etc., etc., qui ont attribué à la
musique d'étranges guérisons. — Le savant Dodart,
de l'Institut, fut débarrassé d'une fièvre opiniâtre
par une sérénade vocale et instrumentale. — Déses-
sart sauva un jeune homme de vingt-deux ans atteint d'une fièvre putride, en ordonnant un trio de
violon, alto et basse. — Le docteur Bourdois se servit d'une harpe pour retirer une jeune dame d'un
sommeil léthargique qui durait depuis cinq jours.—
Le chirurgien-major Therrin dissipa, au moyen
d'airs variés sur la flûte, un tétanos traumatique
dont la violence devait infailliblement emporter le
malade. — Le professeur Pinel a fait l'apologie de

la musique dans les affections nerveuses. — Alibert, Rostan, Double, Récamier et autres illustrations médicales, affirment que la musique est un excellent moyen thérapeutique, beaucoup trop négligé par les praticiens modernes. Nous renvoyons les lecteurs aux ouvrages de Capella, Cardan, de Méïbomius, de Gaspard Bartholin et surtout de Roger.

La musique est, en résumé, celui de tous les arts qui agit le plus vivement sur l'organisme humain. Les autres arts nous émeuvent par les idées qu'ils rappellent ; tandis que la musique, par une impression mécanique, ébranle l'appareil nerveux de l'audition, qui réagit sur toute notre machine. L'homme peut être comparé à un instrument à cordes ; cette comparaison se fonde sur la faculté vibratile de son système nerveux. Les cordons et filets nerveux se ramifient dans tous les organes, dans tous les tissus de notre économie, de telle sorte, qu'en dernière analyse, le corps n'est presque entièrement composé que de vaisseaux et de nerfs. La plus légère vibration qu'éprouve le moindre filet nerveux, se transmet, avec l'instantanéité électrique, à tout le système, et se termine au cerveau par la sensation. — Lorsqu'un puissant orchestre verse dans nos oreilles ses flots d'harmonie, toutes nos fibres ne vibrent-elles pas à l'unisson des instruments ? Quand des voix humaines se font entendre, n'écoutons-nous pas dans un muet ravissement leurs notes mélodieuses ?

16.

C'est en musique, bien plus que dans les autres arts, que les contrastes montrent leurs puissants effets : opposition dans les phases qui se succèdent, opposition dans le ton, le rhythme, la mesure et l'expression. Le musicien peut passer du grave à l'aigu, du forté au piano, du vif au lent, du doux au déchirant, etc. ; partout et toujours des contrastes produisant sur nos nerfs des effets analogues. — Il est des chants qui nous égaient, d'autres qui nous attristent, nous rendent rêveur, etc. ; or, si la musique peut animer, doubler le courage, exciter la joie et la tristesse, pourquoi ne pourrait-elle pas développer toute autre passion, tout autre sentiment?

Platon et les grands législateurs de l'antiquité ont été d'accord sur ce point, que la musique avait une très-grande influence sur les peuples et modifiait leur caractère. Montesquieu s'est rangé de leur opinion ; tous les physiologistes sont unanimes sur les bons effets qu'on peut retirer de la musique ; les grands compositeurs n'ont jamais été trompés sur les effets qu'ils désiraient produire ; alors, pourquoi les gouvernements éclairés ne cherchent-ils pas à exploiter cette mine féconde? Nous regrettons bien vivement que son enseignement, en France, ne soit pas aussi répandu qu'il devrait l'être.

CHAPITRE XX

MARCHE PROGRESSIVE DE LA MUSIQUE
DEPUIS LES TEMPS ANCIENS JUSQU'A NOS JOURS.

Si le chant et la parole ont commencé en même temps et marché de pair, ainsi que le pensent un grand nombre de philosophes, l'origine de la musique remonte naturellement au berceau de l'humanité. Un art aussi ancien, un art aussi généralement cultivé que le fut celui de la musique, aurait dû faire de rapides progrès et se perfectionner promptement ; cependant il resta longtemps imparfait et sans principes. Ce fut le génie mathématique de Pythagore qui posa les premières bases de l'art musical. Ce grand homme détermina d'une manière précise les proportions des sons entre eux, au moyen du monocorde, dont nous avons donné le dessin à la page 65 de cet ouvrage.

La corde étant considérée comme unité, Pythagore démontra que ses divisions symétriques donnent des intervalles successifs parfaits. Ainsi, la corde, divisée en deux parties égales, produit l'accord le plus consonnant, c'est-à-dire l'*octave*. Les deux tiers de la corde la *quinte*, et ses trois quarts la *quarte*. Le système de Pythagore ne comprenait pas seulement les rapports d'octave, de quinte et de quarte, ainsi que plusieurs écrivains l'ont prétendu, il embrassait encore les deux semi-tons intermédiaires, et ce qui le prouve c'est la lyre à sept cordes qu'il inventa et substitua au *tétracorde* ou lyre ancienne, composée de quatre cordes seulement. La lyre pythagoricienne, à laquelle Simonide ajouta une huitième corde, rendait parfaitement tous les intervalles de notre gamme diatonique. Mais il faut dire que, sans cesse préoccupé de la puissance des nombres, Pythagore poussa trop loin l'exactitude et eut le tort de renfermer la musique dans les bornes étroites d'une démonstration mathématique.

On a prétendu que Pythagore avait puisé la plupart de ses connaissances en Égypte, où il se fit initier aux grands mystères. Platon, Hérodote, Aristote, Cicéron, Pline et plusieurs historiens, rapportent que les prêtres égyptiens considéraient l'harmonie musicale comme faisant partie de l'harmonie planétaire. Cette croyance, que l'on retrouve chez les Celtes, avait engagé les savants de ces lointaines époques à donner à chaque note de leur échelle musicale le nom d'une planète. Ainsi, le son le plus

grave, le son fondamental de la gamme, était représenté par le souverain des dieux ; les autres notes
de l'échelle, jusqu'à la plus aiguë, portaient les
noms des divinités supérieures. Cette dénomination
passa chez les Grecs et chez les Romains, qui la
conservèrent très-longtemps. Voyez le tableau suivant, dans lequel chaque note se trouve en regard
d'une divinité :

Noms modernes.	Noms grecs.	Noms latins.
Ut.	Zeus	Jupiter.
Re.	Arès	Mars.
Mi	Hermès.	Mercure.
Fa.	Aphrodite.	Vénus.
Sol	Phœbus.	Apollon.
La.	Phœbé	Diane.
Si.	Chronos.	Saturne.

Deux cents ans après Pythagore, un disciple d'A-
ristote, nommé Aristoxène, aidé du musicien Didyme, attaqua vivement la théorie pythagorienne
et lui substitua la sienne, qu'il désigna sous le nom
de *Tempérament*. La théorie d'Aristoxène établissait
l'oreille juge souveraine des consonnances et des
dissonnances, ainsi que des intervalles et de leurs
rapports. Dès lors, l'inflexible régularité mathéma-

tique fut abandonnée et la verve des musiciens put prendre son essor.

Vers cette époque, Olympe le Phrygien, doué du génie musical, vint se fixer à Athènes, où il inventa une lyre graduée, qui rendait parfaitement les tons, demi-tons et quarts de tons. Cette invention fut acceptée avec enthousiasme. Olympe se joignit à Aristoxène pour propager le jugement de l'oreille, qui fut en peu de temps accepté par la Grèce entière. Mais une déplorable licence ne tarda pas à s'introduire dans l'art. La musique, jusqu'alors soumise à la poésie, voulut en secouer le joug; les musiciens n'aspiraient qu'à se signaler par des découvertes et à s'attirer des admirateurs. Aux jeux Pythiques, la lyre et la flûte qui, depuis Orphée et Marsyas, n'avaient servi qu'à accompagner la voix, se firent entendre seules; plus on multipliait les innovations et plus on s'écartait de la nature. Enfin, les poëtes inventèrent le dithyrambe et tourmentèrent à la fois la langue, la mélodie et le rhythme, pour les plier à leur enthousiasme. La passion générale pour la poésie dithyrambique et la musique instrumentale, furent une des principales causes de la décadence de l'art vocal. On confondit bientôt les propriétés des genres, des modes, des voix et des instruments. Les chants autrefois assignés aux diverses espèces de pensées, furent appliqués sans choix; on vit naître des accords inconnus, des modulations inusitées, des inflexions de voix qui n'avaient de remarquable que la difficulté vaincue. La loi fondamentale du mode et du rhythme fut ouvertement violée, et la même syllabe put être longue ou brève, au choix du compositeur. Navré de ces changements aussi bizarres que rapides, Anaxilas disait dans une de ses comédies : *La musique, de même que la Lybie, enfante chaque année quelque nouveau monstre.*

Encouragé par ces innovations, chaque musicien s'efforce d'arracher quelque nouveau son à son instrument; on se partage sur la nature du son, sur les accords possibles , sur les formes introduites dans le chant, sur les talents et les ouvrages des chefs d'école. Épigonus, Melanippide, Érastoclès, Cynésias, Phrynis , Agénor et Sapho de Mythilène, Pythagore de Zante, Antigénidas, Dorion, Timothée, etc., avaient des disciples qui en venaient tous les jours aux mains pour prouver l'excellence de leurs systèmes, mais qui étaient d'un accord unanime contre l'ancienne musique, qu'ils traitaient de surannée. Dans les théâtres, les concerts et les luttes musicales, la multitude ignorante applaudissait à ces innovations, parce qu'elle préférait l'hyperbole au naturel, parce qu'il lui fallait de vives émotions, de violentes secousses, et plus la musique était hardie, fougueuse, étrange, plus elle excitait ses transports. Les philosophes, ainsi que nous l'apprennent Aristote, Platon et Télésias, eurent beau s'élever contre la musique nouvelle, qui tendait à ébranler les institutions de l'État, on ne les écouta point, et les musiciens continuèrent à parler aux sens et point à l'esprit. On pouvait croire que leur unique but était d'énerver, de plus en plus, une nation qui penchait vers sa ruine. Aussi, quelle immense différence de la musique chez les Grecs vainqueurs à Marathon, à celle des Grecs après la défaite de Chéronée !

De cette époque à celle où la Grèce fut réduite en province romaine, la mélopée ancienne alla toujours en se transformant. La musique instrumentale gagna aux innovations; mais la musique vocale, étouffée sous les ornements et les difficultés, perdit de son expression, de sa vigueur. Déjà du temps d'Anaxilas, les airs chantés ne produisaient plus les mêmes effets et les compositions d'Olympe faisaient le désespoir des mélopistes. De telle sorte que lorsque l'art musical passa d'Athènes à Rome, il se trouvait avoir subi de nombreuses transformations. Nous avons déjà dit, en parlant de la musique chez les Romains, qu'en acceptant des Grecs ses dieux et sa civilisation, Rome reçut aussi d'eux les sciences et les arts.

Au temps de la décadence romaine l'ancienne musique éprouva encore de profondes altérations; la religion nouvelle qui s'établissait sur les ruines de l'ancienne portait incessamment des coups mortels aux arts qu'avait apothéosés le paganisme; et, lorsque le corps sacerdotal chrétien eut acquis assez de puissance, il effaça jusqu'aux derniers vestiges qui pouvaient rappeler l'ancien culte. Alors, la musique des Therpandre, des Thimothée, des Olympe, fut violemment dépouillée de ses rhythmes, de ses modes, de son expression, et perdit pour jamais son caractère antique ; alors, la musique ne fut qu'une succession de sons lents, graves, monotones, les seuls que permît l'austérité du nouveau culte. Ce fut Ambroise, évêque de Milan, qui porta le dernier coup à la musique grecque. Un auteur du quinzième siècle a écrit, et les écrivains modernes ont répété d'après lui, que le peu de musique qui s'était conservé dans les églises, était dû à saint Ambroise, et qu'on lui devait aussi de savoir ce que les anciens entendaient par modes. La vérité est que saint Ambroise étant parvenu à l'archevêché de Milan, choisit parmi les modes grecs, déjà méconnaissables par les changements qu'ils avaient subis, les quatre modes plus graves ; il supprima les notes aiguës, les gammes chromatiques et enharmoniques, abolit le rhythme et l'expression ; de telle sorte que la mélopée sacrée, enfermée dans ce cercle étroit, ne put produire que des psalmodies, des chants aussi froids que tristes. Bien loin, donc, de nous avoir transmis quelques notions sur la musique des Grecs, l'archevêque de Milan fut, ainsi que je viens de le dire, le dernier obstacle qui s'opposa à la transmission de ces notions par voie de tradition. On rapporte, en effet, que plusieurs chantres de la métropole de Milan, dont les oreilles ne pouvaient s'habituer à la monotonie du chant ambroisien, essayèrent d'y ajouter quelques légers ornements , d'intercaler quelques demi-tons ; mais l'archevêque, descendant de sa chaire, alla au lutrin et châtia de sa main les profanateurs.

Pendant plus de deux siècles l'art musical fut étouffé. Sous le pontificat de Benoît Ier et de Pélage, quelques musiciens de génie voulurent faire sortir la musique du cercle étroit dans lequel on la tenait emprisonnée ; mais Grégoire le Grand fulmina contre les innovateurs. Ce pape, afin de préserver le chant sacré des innovations ultérieures, ajouta quatre nouveaux tons aux quatre qui existaient ; il donna le nom d'*authentiques* aux quatre tons de saint Ambroise, et aux siens le nom de *plagaux*.

Malgré ces défenses, quelques musiciens, appartenant même aux ordres religieux, composaient en secret des chants plus appropriés aux besoins de l'oreille et du cœur ; cinquante ans plus tard la musique sacrée se vit obligée de se plier à ces exigences ; et, sous le pape Vitalien, on essaya de chanter à Rome quelques antiphonaires en partie.

Au temps de Charlemagne, il se forma en France des sociétés de poëtes musiciens qu'on nomma *trouvères* ou *romanciers*. Ces poëtes composaient et chantaient des romans rimés. — Les *chantères* ou *ménestrels* composaient et chantaient des ballades, romances, etc. — Les *ménestriers* étaient les joueurs d'instruments. Ces musiciens poëtes pérégrinaient, hantaient les cours et châteaux, jouant et chantant aux fêtes, dans les repas et autres réjouissances. En Italie, en Espagne, le nombre des musiciens et des chanteurs s'augmentait incessamment ; les cantilènes ou chansons tendres faisaient les délices de la jeunesse et annonçaient que le goût de la musique se répandait en Europe. L'anecdote suivante prouve que ce goût faisait des progrès en France : « Le roi Louis IV étant entré dans la cathédrale de Tours avec ses courtisans, aperçut Fouques II, comte d'Anjou, chantant au lutrin au milieu des chanoines. Le roi ne put s'empêcher de rire, et les courtisans s'empressèrent de l'imiter. Fouques II, piqué jusqu'au vif, adressa le lendemain au roi une lettre ainsi conçue : *Sire, sachez qu'un roi sans musique est un âne couronné.*

Le onzième siècle vit paraître Gui d'Arezzo, qui s'occupa du perfectionnement de la notation musicale, proposé déjà depuis longtemps par Hucbald, poëte, philosophe et musicien. Gui d'Arezzo substitua aux lettres C, D, E, F, G, A, B, qui représentaient la gamme, les syllabes *ut-ré-mi-fa-sol-la,* tirées d'une strophe de l'hymne à saint Jean :

UT queant laxis
REsonare fibris

MIra gestorum
FAmuli tuorum
SOLve polluti
LAbii reatum.

Mais il ne donna point d'appellation à la septième note, qui continua d'être représentée par la lettre *b*; ce ne fut que cinq siècles plus tard qu'un musicien flamand lui donna le nom de *si*, et compléta la série de l'échelle. Gui rendit plus facile la lecture de la musique, et simplifia la manière de l'écrire, en se servant de points qu'il plaça dans l'intérieur des lignes. Il est un des premiers écrivains qui aient parlé du contre-point, déjà connu dans les églises d'Orient, où l'orgue accompagnait les voix.

A Gui d'Arezzo succéda Francon, qui rendit au chant le rhythme et l'expression ; on a de cet auteur un *Traité du déchant* ou contre-point, dans lequel il donne la théorie des concordances et des discordances. Du douzième au quatorzième siècle, l'art musical marcha lentement; les changements et progrès qui eurent lieu furent relatés dans les ouvrages de Marchetto, dédiés au roi de Naples, en l'année 1274.

Vers le milieu du quatorzième siècle, Jean de Muris, docteur en Sorbonne, composa un *Traité d'harmonie* où l'unisson, l'octave et la quinte sont classés parmi les consonnances imparfaites. C'est Jean de Muris qui établit, pour la première fois, ces règles, observées aujourd'hui encore, en vertu desquelles les consonnances parfaites, soit l'octave et la quinte, ne peuvent se succéder par mouvement semblable.

Après Jean de Muris vinrent Jean Tinctor, maître de chapelle du roi de Naples, et Franchino Gafforio, dont les traités de musique fixèrent désormais les valeurs et les principes du contre-point. De 1480 à 1600, plus de deux cents maîtres fleurirent en Europe et hâtèrent les progrès de l'art musical. Parmi ces maîtres se place, au premier rang, Palestrina, grand harmoniste et fécond mélodiste, qui ouvrit à l'art une ère nouvelle et devint chef de l'école italienne. Pendant que Palestrina, nommé maître de chapelle de Saint-Pierre de Rome, s'adonnait à la musique sacrée, quelques timides essais de musique dramatique furent tentés; le nom d'*oratorios* fut donné à ces premiers petits drames mis en musique, parce qu'ils furent exécutés dans l'église de l'Oratoire, de Rome.

Sous le règne de François Ier, surnommé à juste titre le Restaurateur des arts, le goût pour la musique se généralisa en France. Ce prince courtois et généreux avait réuni dans son palais une troupe de musiciens choisis, pour y donner des concerts et y attirer les dames. — Catherine de Médicis, femme de Henri II, contribua beaucoup au progrès de la musique en France. Cette reine fit venir de Florence une troupe d'habiles musiciens, qui modifièrent la musique vocale et instrumentale de cette époque. N'oublions pas de relater que, vers 1567, Jean-Antoine de Baïf, poëte et musicien, ouvrit à Paris, dans sa maison, une Académie de musique, où les musiciens de tous les pays étaient bien reçus. La cour se rendit à ses concerts, et le roi Charles IX lui en exprima sa reconnaissance. Antoine de Baïf composa, en collaboration du poëte Ronsard, la première comédie avec intermède de musique et de divertissements, qui fut jouée à Paris, dans l'hôtel de Cluny. Ce début fut le point de départ de la Comédie française.

Sous Henri III, le fameux Balthazarini, surnommé Beaujoyeux, vint en France avec une troupe de musiciens. Nommé par le roi maître des concerts de la cour, cet artiste, doué d'une riche imagination, contribua beaucoup par ses ballets, fêtes et divertissements, à propager le goût de la musique.

Vers la fin du seizième siècle, Claude Monteverde, natif de Crémone, artiste des plus remarquables par son génie musical, introduisit, sans préparation, les dissonnances doubles et triples des prolongations. Ce fut une innovation hardie; car, jusqu'alors, la dissonnance n'avait osé paraître qu'à titre d'anticipation. Monteverde créa l'harmonie de la dominante; il employa la septième et la neuvième, sans préparation; il rangea dans les consonnances la quinte mineure, réputée dissonnante; enfin il fit reconnaître,

dans le mode, trois harmonies essentielles : celle de
la tonique, celle de la dominante et celle de la sous-
dominante qui composent l'harmonie tonale. — Via-
dana, de Lodi, contemporain de Monteverde, ima-
gina de donner à la base instrumentale une mélodie
différente de la basse vocale. Toutes ces innovations
ouvraient un vaste champ à l'art musical, que devaient
perfectionner, plus tard, d'habiles compositeurs.

Les intéressants détails qu'exige cette question ne
sauraient trouver place ici ; nous renvoyons à l'excellent Mémoire de M. Aswedo, couronné par l'Institut historique. Le monde musical attend, avec impatience, un intéressant ouvrage de cet auteur, où
l'histoire et la philosophie de la musique sont trai-
tées d'une manière tout à fait nouvelle.

Nous dirons, en passant, que Louis XIII fut amateur de musique et protégea les musiciens. Charmé
par le talent d'un violoniste, nommé Dumanoir, ce
prince lui expédia des lettres-patentes par lesquelles
il le déclarait roi des violons et l'autorisait à donner
des lettres de maîtrise, moyennant dix livres, dans
tout le royaume de France.

Après les Jean de Muris, les Palestrina, les Monteverde, et autres grands artistes dont le génie créateur fonda le système de l'harmonie, arrivèrent les
théoriciens : Atusi, Zarlin, Zacconi, Berardi, etc.,
qui rédigèrent les lois, les découvertes faites par
leurs devanciers.

Le dix-septième siècle compte une foule d'illustrations musicales. Parmi les maîtres, on cite Luca Marienzo, Mazzocchi, Bernini, Stradella, Mazzei, Pergolèse, Balducci, Paësiello, Jomelli, Strellati, de Tottis, Bassani, Carissimi, Lully, Campra, Destouches, Monteclair, etc., etc.! C'est à partir de l'arrivée de Lully à Paris que la musique française prit le rapide essor qui devait plus tard la faire distinguer de celle des autres nations. Protégé par Louis XIV et Colbert, le Mécène des beaux-arts, Lully fut nommé surintendant de la musique du château. Il se distingua d'abord par ses fugues, trios, symphonies, etc. ; puis il aborda avec succès la musique dramatique. On peut même dire qu'il est le créateur de cette musique en France ; car ceux qui, avant lui, s'étaient essayés dans ce genre, n'avaient point réussi. Lully composa un grand nombre d'opéras dont Quinault lui fournit les poëmes ; il fit, en outre, la musique de vingt ballets, les intermèdes de quelques comédies, et composa plusieurs motets à grands chœurs.

Le dix-huitième siècle fut en Europe la grande époque du progrès. Ce fut aussi l'époque la plus féconde en grands compositeurs et habiles musiciens.

La musique vocale et surtout l'instrumentale s'enrichit des importantes découvertes de la science, et arriva à un degré de perfection que n'avait pu atteindre la musique des anciens. La France, l'Italie, l'Allemagne produisirent des célébrités musicales, dont les noms appartiennent désormais à l'histoire. Ces nations rivalisèrent de talent et de verve dans les divers genres de musique, tout en conservant leur caractère original. Le nombre des grands compositeurs qu'elles fournirent est considérable; nous nous bornerons à citer les plus saillants. Tandis que l'Italie admirait les Tartini, Léo, Durante, Salieri, Anfossi, Jomelli, Sacchini, Scarlati, Cimarosa, Boccherini, Piccini, Spontini, etc.; la France se glorifiait des Rameau, Vogel, Monsigny, Philidor, Grétry, et l'Allemagne s'enorgueillissait à juste titre, des Gluck, Hasse, Naumann, Kramer, Handel, Grann, Rack, Haydn; Mozart, le prince de l'harmonie; Beethoven, celui de la symphonie, etc., etc.

Enrichie de toutes les découvertes de la science et des précieux travaux des maîtres que nous venons de citer, la musique du dix-neuvième siècle est devenue elle-même une science exacte, dont les règles sont désormais invariablement établies. Les ouvrages de Tartini, Rameau, Rousseau, d'Alembert, Catel, Castil-Blaze, Choron, Fétis, Chevé, Lichthenthal, etc., ont exposé la physique des sons et la théorie mathématique de l'harmonie. Au premier rang de cette phalange de grands compositeurs et de musiciens habiles qui honorent notre siècle, on cite Rossini, Méhul, Chérubini, Fétis, Caraffa, Berton, Lesueur, Auber, Bellini, Meyerbeer, Donizetti,

Dalayrac, Boïeldieu, Hérold, Halévy, Félicien David, Adam, Grisar, Ambroise Thomas, J. Massé, Limnander, Labarre, Romagnési, Panseron, Mme Duchambge, Mlle Pujet et beaucoup d'autres que le peu d'espace ne nous permet point de nommer; et parmi les musiciens contemporains qui ont porté l'art de jouer des instruments à un haut degré de perfection, on cite : pour le violon, Paganini, Baillot, Lafont, de Bériot qui joint au talent de compositeur celui de professeur, de Bériot qui a formé Vieuxtemps, le premier violoniste, peut-être, de notre époque ; viennent ensuite Alard, Sivori, Dancla frères, Artôt, Hauman, David, Herman, Ole-Bull, Ernst, Mazar, etc. ; nous n'oublierons pas le petit Julien, jeune enfant qui donne de grandes espérances ; — pour le piano : Listz, Thalberg, Ravina, Prudent, Lacombe, Doria, Müller, Ascher, Goltschelk, Sculhof, Doller, Rosenhaen, Hallé, Heller ; Mmes Pleyel, Fareinck, Martin, Demalville, Guené, etc., etc. — La flûte a aussi ses illustrations dans Tulou, Drouet, Berbiguier, Dorus ; le hautbois dans Vogh et Verroust ; la harpe dans Godefroi ; le violoncelle dans Offenbach ; enfin tous les instruments ont leurs dignes interprètes, et l'on peut dire que la France est de toutes les nations celle qui possède le plus grand nombre d'habiles instrumentistes.

CHAPITRE XXI

OBSERVATIONS SUR LE GRAND OPÉRA ET L'OPÉRA-COMIQUE.

Les *grands opéras* sont généralement les récits chantés d'actions héroïques; leur but est d'exciter l'admiration, la pitié, la terreur, en un mot, de soulever les passions. La poésie, la musique, la scène et les décors, les acteurs et leurs costumes, tout doit concourir à la grandeur de l'action et à la vérité des caractères.

Les voix d'opéras doivent être étendues, fortement timbrées et retentissantes. L'artiste chanteur se familiarisera avec son rôle; il n'oubliera jamais que les passions concentrées marchent du grave à l'aigu et les passions expansives de l'aigu au grave. Les caractères vigoureux, les passions violentes, les situations terribles, demandent de la véhémence dans le débit et excluent un chant léché. Les sons enflés ou diminués trouvent partout leur place; mais il ne faut jamais en abuser.

On distingue dans un opéra le récitatif, le phrasé musical, l'air, les duos, trios, etc., et les chœurs.

Le *récitatif* est la charpente de l'opéra ; il prépare, annonce et nous met en rapport avec les faits ou situations. Le récitatif simple s'emploie comme narration; mais lorsqu'il s'agit de déchaîner les passions, on a recours au récitatif animé.

Le *phrasé musical* doit être étudié d'après la déclamation théâtrale, et cette déclamation se base toujours sur les caractères et les passions. Le phrasé doit donc être nuancé selon les situations : la plainte commence fort et finit faible; l'amour débute doucement, se développe, grandit et arrive aux transports, etc. Le phrasé suit la marche des passions.

L'*air* pourrait se nommer un tableau musical ; il a un commencement et une fin ; il possède son sujet principal et ses accessoires; il est suivi, régulier, symétrique. C'est, à strictement parler, le seul morceau où l'artiste puisse déployer toutes les richesses de sa voix.

Parmi les airs on distingue :

Les airs dramatiques ;

Les airs de sentiment ;

Les airs gais ;

Les airs à roulades, etc.

Le plus grand mérite de ces derniers se trouve

dans la pureté des notes, dans la légèreté et la rapidité de l'exécution, ce genre est particulièrement du ressort de l'opéra comique.

Mais ce n'est pas tout que de savoir chanter, il faut encore que l'artiste soit familiarisé avec les poses, gestes et mouvements en rapport avec les sentiments et passions : l'étude sérieuse de la pantomime lui est donc indispensable. La pantomime offre deux faces : l'une quand l'artiste chante et agit, l'autre quand il reçoit la réplique. Les succès au théâtre ne sauraient être complets, si l'on ne possède à fond cette partie de l'art qui embrasse les mouvements divers de l'action et du repos.

De l'opéra comique. — Ce genre tient, en général, à la comédie ; c'est un cadre où l'on trace en vers et en prose les caractères, les ridicules, les usages et les mœurs avec leurs variations.

Le comique a été divisé en :

Comique noble ;

Comique bourgeois ;

Et bas comique.

Le premier dépeint les mœurs des grands, — le second retrace les situations risibles de la vie bourgeoise, — le troisième nous met en rapport avec les mœurs du bas peuple.

Cette division du comique se subdivise encore en :

Comique de situation ;

Comique de caractère ;

Comique de manières ;

Et comique de langage.

La musique d'opéra comique doit être simple et riche de mélodies variées ; le sujet intéressant et le libretto bien écrit. Beaucoup d'opéras comiques n'ont pas eu le succès que mérite la musique, parce que le sujet était mal choisi, l'action languissante, monotone et la pièce mal écrite.

Les voix d'opéra comique exigent moins de force, moins d'étendue que celles du grand opéra ; mais, en revanche, elles demandent beaucoup de légèreté et de flexibilité ; une grande habitude du trille, de la roulade et autres agréments.

Le langage d'action, c'est-à-dire une pantomime vive, légère, gracieuse, capable de rendre nettement toutes les situations et nuances des scènes comiques, est ici de toute rigueur pour *enlever* son public. Mais l'acteur a là deux écueils à éviter : 1° la gesticulation outrée et l'immobilité ; 2° la manie de couler mollement les vers et les chants pour paraître gracieux, et cette autre manie de crier à plein gosier pour rendre la passion ; ces enfilades de sons doux ou criards ; ces bras toujours en l'air ou croisés, ces petits coups de tête, ces interminables minauderies, annoncent le mauvais goût et sont toujours des écueils féconds en naufrage pour l'acteur qui a négligé l'étude pratique de la mimique.

Il existe encore une infinité de petits détails, mais

le cadre étroit de cet ouvrage ne nous permet pas
de les analyser.

DES APPLAUDISSEMENTS.

Les applaudissements sont un excitant énergique
très-propre à stimuler l'acteur. Le public a le plus
grand tort de prodiguer ou de refuser ses applaudissements aux artistes; d'abord, parce que des applaudissements exagérés finissent par enivrer l'acteur
qui en est l'objet; ensuite, parce que la privation ab-
solue, à l'égard de tel autre acteur, le décourage, le
débilite et lui enlève une partie de ses talents. C'est
surtout dans les rôles où la vigueur et l'énergie sont
nécessaires, que les applaudissements doivent être
largement dispensés; car, si l'acteur n'est pas soutenu par ce témoignage de la sympathie générale,
il craint d'avoir mal dit ou mal fait, il s'épuise en
vains efforts; avec l'espoir, la force l'abandonne, et
il reste médiocre ou devient mauvais.

La claque, si elle n'était abusive et corrompue,
serait une excellente chose pour soutenir les acteurs
dans leurs rôles, parfois difficiles et très-pénibles;
malheureusement, elle appartient à qui la paie plus
cher.

CHAPITRE XXII

ÉPILOGUE.

On reconnaît, en musique, trois parties distinctes :
la mélodie, le rhythme et l'harmonie.

La *mélodie* est une succession de sons disposés
selon les lois du rhythme et de la tonalité, c'est-à-
dire dont la durée et les intervalles sont assujettis à
des proportions variables.

Le *rhythme* est la combinaison symétrique de la
durée plus ou moins longue des sons.

L'*harmonie* est une suite d'accords de notes entre
elles, ou bien la coexistence de plusieurs mélodies
s'accordant ensemble. Entre la mélodie et l'harmonie cette différence existe : la première est la partie
chantante, l'âme d'un morceau musical ; la seconde
en est la partie mathématique, ayant pour but d'accompagner la première et d'en faire ressortir les
beautés en lui prêtant ses richesses.

On a dit avec raison que la mélodie était à la mu-

sique ce que le dessin est à la peinture ; que l'harmonie était à la mélodie ce que les effets de lumières
sont à un tableau. Cette comparaison est très-juste :
privé de lumière et de coloris, un tableau ne saurait
produire le même effet sur les yeux qu'un tableau
réunissant ces deux qualités qui donnent le mouvement et la vie. — L'on a répété bien souvent, que
la mélodie parlait à l'âme et l'harmonie aux sens ;
que la première, plus subtile, plus pure, développait
les sentiments, les affections, tandis que la seconde,
plus matérielle, s'adressait aux instincts et aux passions ; ce langage métaphysique nous semble fort
obscur, pour ne pas dire inexact ; d'abord, parce que
ce ne peut être que par l'intermédiaire des sens que
les sons peuvent arriver à *l'entité*, âme ; ensuite,
parce que le mot harmonie ne désigne pas exclusivement un simple accord de deux ou de plusieurs
notes isolées ; mais parce qu'il désigne aussi une
suite d'accords modulés accompagnant le chant, ou
encore la coexistence de plusieurs mélodies dont les
notes s'accordent entre elles. Or, la comparaison ci-
dessus, l'harmonie est à la mélodie ce que le coloris
et la lumière sont à un tableau, est parfaitement
exacte. Pour nous, il est hors de doute que la mélodie, complétée par l'harmonie, provoquera de plus
puissants effets que la mélodie marchant seule et
sans soutien. Écoutez cette mélodie chantée par une
voix de femme, puis écoutez la même mélodie chan-

tée en duo par deux femmes, avec un très-léger accompagnement d'orchestre, et jugez vous-même laquelle des deux aura produit la plus vive impression sur votre organisation physique et morale?

Si la musique des anciens produisait de si puissants effets; c'est qu'alors les mélodies, aussi simples que naturelles, étaient le vrai langage des sentiments et des passions; c'est que l'harmonie, subordonnée à la mélodie, ne faisait qu'accompagner celle-ci sans jamais la couvrir; tandis qu'aujourd'hui on dirait que le but de l'harmonie est d'étouffer la mélodie. La musique chantée, loin de marcher de pair avec le sens des paroles, de peindre les mouvements passionnels, les agitations du cœur, les troubles de l'âme, ne brille que par les trilles, les roulades, les coups de gosier et tout l'entourage des fioritures; on dirait que cette musique fardée n'a d'autre but que de faire briller la voix du chanteur; tout semble n'être fait que pour étonner l'oreille et ne jamais toucher le cœur. Il arrive aussi, bien souvent, que le compositeur sert mal le poëte, ou que celui-ci sert mal le premier. La musique dramatique devrait être l'esclave du poëme; son objet est d'animer le sujet, de rendre les situations épisodiques plus saisissantes, de compléter par le pouvoir des sons, les effets du poëme. Mais cela demande, de la part du compositeur, et des connaissances littéraires et la faculté de bien sentir, de bien apprécier ; chose assez rare de nos jours et fort commune chez les anciens, puisque leurs musiciens étaient philosophes et poëtes à la fois.

Quant à l'harmonie, nous dirons qu'elle était autrefois simple, naturelle et charmante. Avare d'effets imprévus, elle marchait avec un léger cortége d'accords et faisait ressortir le chant, au lieu de le masquer, de le défigurer. Aujourd'hui l'harmonie a pris une marche opposée ; avide de briller, elle court après le bruit et les dissonnances, qu'elle prodigue sans ménagement ; elle s'attache toujours à étonner l'oreille par des effets inattendus, et la mélodie, écrasée sous une grêle de savants accords, peut quelquefois à peine montrer sa tête mutilée. L'honneur des grands effets appartient aujourd'hui aux dissonnances, au bruit d'un orchestre formidable. Les amateurs de cette musique forcée traitent d'ignorants ceux à qui elle déplaît, et prétendent que rien n'est plus beau ni plus ravissant. Mais, si ce charivari musical les plonge dans le ravissement, il a aussi le triste avantage de déplaire souverainement à une foule de personnes raisonnables, et le nombre de ces personnes est beaucoup plus grand que celui des soi-disant savants à qui il plaît.

Les oreilles naturelles, c'est-à-dire qui ne sont point habituées aux grands effets musicaux, se montrent, en effet, fort peu curieuses de mélodies difficiles, à grands intervalles, de dissonnances et de bruits à faire horripiler. Par suite d'une disposition naturelle, l'oreille se plaît, au contraire, aux mélodies et aux accords les plus simples ; car, plus elle saisit facilement les sons, mieux elle en apprécie le délicieux enchaînement. Il est vrai aussi, nous le reconnaissons, qu'une fois habituée aux sons et accords qui d'abord l'avaient charmée, l'oreille s'en rassasie et en cherche de plus piquants ; que bientôt ceux-ci lui devenant insipides comme les premiers, elle court après de nouveaux sons qui la stimulent davantage, et qu'enfin, l'oreille venant tout à coup à s'user, à se gâter, elle arrive au point qu'il n'y a rien d'assez singulier, d'assez bizarre et extravagant pour la réveiller de sa satiété. Telle est, sans nul doute, la marche que suit la corruption du goût en musique, de même qu'en toutes choses. Il y a encore une autre source de corruption, c'est la médiocrité et la vanité du compositeur qui, en composant une œuvre hérissée de difficultés, veut faire croire à un talent remarquable. C'est aussi la pitoyable prétention de certains dilettanti, qui croient se faire passer pour de savants appréciateurs, en louant bien haut une musique recherchée, aussi pauvre de mélodie que riche de difficultés et de bruit.

« L'emploi des instruments à vent, écrivait, il y a trente ans, le judicieux auteur de l'*Histoire de de la Musique*, avait fait acquérir une énorme importance à l'orchestre. Les opéras de Gluck et de ses élèves, dans lesquels aucune des richesses de l'harmonie n'était négligée, obtenaient un succès prodigieux, non-seulement à Paris, mais sur les théâtres de toutes les capitales. Les symphonies d'Haydn s'exécutaient partout et habituaient l'oreille au bruit des masses instrumentales. Il résulta de ces circonstances que la musique simple et mélodieuse parut aussi pâle que pauvre ; on sentit la nécessité de rendre l'orchestre plus bruyant, plus colorié. Chérubini et Cimarosa déployaient toutes les richesses instrumentales unies à des chants majestueux, et Mozart entraînait l'Europe à ses sublimes harmonies.

« Mais bientôt on alla plus loin. L'Italie vit paraître un homme dont la renommée devait être colossale, un homme dont les nombreux ouvrages alimentent aujourd'hui encore tous les théâtres lyriques, le célèbre Rossini, qui renchérit sur ses devanciers et qui porta l'art à un degré qu'il paraît impossible de dépasser. Remarquable surtout par son talent prodigieux à produire de grands effets, Rossini fit jouer des ressorts inconnus jusqu'à lui, et mit dans son orchestre une puissance d'entraînement à laquelle nul ne résiste. Peu d'originalité dans ses mélodies, l'abus des trilles, roulades, fioritures, etc.; le tort fréquent de faire chanter à ses personnages des parties de basson, de clarinette, etc ; l'emploi perpétuel des instruments les plus bruyants, source de contre-sens dramatiques ; le trop fréquent usage du prestissimo, et, pour ne rien omettre, des fautes graves contre les règles de l'harmonie ; néanmoins tout lui est pardonné par ceux que sa verve, la chaleur, le brillant de sa manière entraînent, enlèvent et ne laissent ni respirer, ni juger. On dit bien : il fait trop de bruit ; mais, devant ces masses formidables que lui seul faisait mouvoir avec tant d'art, toute autre musique eût été en danger de paraître froide et nue ; de sorte qu'il fallait imiter Rossini ou s'en voir écrasé.

« Depuis ce jour, la plupart des compositeurs, égarés sur les vrais principes du beau, visent à l'effet par le bruit. Les grands effets de la nature, la majesté du sujet, toutes les passions, s'expriment par un tapage orchestrique et des cris épouvantables. Les opéras sont hérissés de difficultés et très-pauvres de mélodies ; une harmonie savante en fait tout le mérite ; ne serait-ce point le cas d'adresser à ces compositeurs le reproche d'Apelles : *Tu la fais riche, parce que tu ne peux la faire belle !* »

Aujourd'hui, il ne s'agit pas seulement de posséder la science des accords, il faut encore que le compositeur soit parfaitement versé dans l'étude des passions et dans les diverses analogies de la musique avec elles ; il faut qu'il sache combiner et graduer les effets de la voix humaine et de l'orchestre pour parvenir au pathétique, au sublime ! S'il ne trouve que des mélodies nulles, maniérées, surchargées d'agréments, pour rendre les passions tendres ou amoureuses, son œuvre le traînera sur le terre-à-terre des médiocrités. Si, au lieu de la phrase énergique, de l'accentuation véhémente qui peint les passions fortes, les situations violentes de la vie, le compositeur n'emploie que le faux calcul d'une harmonie mathématique et l'assourdissant tapage d'un bataillon de musiciens, il ne saurait réussir. Malgré les coteries et l'argent prodigué, le public connaisseur fera bientôt justice de son œuvre.

Nous ne craignons pas de le dire, les opéras ne sont plus que des symphonies dramatiques, et leur exécution, très-difficile, a donné le jour au grand nombre d'instrumentistes que possède aujourd'hui l'Europe. Ce nombre toujours croissant, joint aux nouveaux instruments de cuivre de nouvelle invention, est peut-être plus nécessaire au succès d'un ouvrage que le talent des chanteurs. Les compositions originales deviennent plus rares de jour en jour, et la raison la voici : tant que la mélodie reste comme base de l'art, les chants peuvent varier à l'infini, parce que le musicien puise ses moyens d'originalité dans la nature, source intarissable ; mais lorsque l'harmonie prend la place de la mélodie, on ne peut, au bout de quelque temps, que répéter les mêmes effets : c'est ce qui est arrivé. La musique faite à Naples, à Vienne, à Berlin et à Paris, offre la même couleur, parce qu'aujourd'hui c'est la facture qui constitue l'art, et la facture est la même partout. Jamais on n'a plus modulé et jamais on n'a moins chanté. Les morceaux largement dessinés et conduits avec simplicité ne sont plus de mode ; vingt petits morceaux différents finissent par faire un tout ; mais ce tout n'est formé que de pièces de rapports, et cette manière *hachée* est ennemie de toute grâce, de toute élégance. Les effets d'orchestre sur lesquels on compte pour habiller un squelette, sont prodigués et s'usent tous les jours ; de telle sorte qu'il devient de plus en plus difficile d'obtenir un grand succès musical.

Maintenant que le pouvoir de la mode nous a conduits au point où nous sommes, il est à présumer qu'il ne nous y laissera pas longtemps ; nous avancerons encore ou nous reculerons. Dans ces deux routes opposées ne s'égarera-t-on point ? Quelques années peut-être décideront de cette question ; en attendant, jouissons de la musique contemporaine et ne désespérons point de l'art dans l'avenir.

SECONDE PARTIE

HISTOIRE DE LA DANSE

DEPUIS L'ANTIQUITÉ

JUSQU'A NOS JOURS

SECONDE PARTIE

CHAPITRE XXIII

LA DANSE

Cet ouvrage étant plus particulièrement destiné aux artistes dramatiques qu'aux gens du monde, nous croyons devoir le compléter par l'addition de ce dernier chapitre.

La danse est aussi ancienne que le chant ; elle a dû naître spontanément au sein des premières so—

ciétés, dans des instants de joie, d'amour et de reconnaissance.

Si l'on parcourt la nomenclature des grandes réjouissances et des fêtes, si l'on jette un coup d'œil
sur les mœurs et les usages de toutes les nations du
globe, tant anciennes que modernes ; si des forêts et
des plages qu'habitent les peuplades sauvages, on
pénètre dans les brillants salons des capitales du
monde civilisé, partout on voit le chant et la danse
être une manifestation de joie, une expression de
plaisir.

Sous les cieux les plus durs, aux bords des mers
glaciales, sur les sables brûlants, au sommet des
plateaux arides comme sur les pelouses fleuries et à
l'ombre des bosquets, la danse met en mouvement,
emporte les humains. Mais c'est surtout au théâtre
que la danse brille dans tous ses charmes et excite
nos plus vifs transports. De tous les arts qui s'em-
pressent de fêter les grâces et l'amour, la danse est
celui qui provoque le plus ardent enthousiasme, qui
obtient le triomphe le plus éclatant.

D'après les documents historiques que l'antiquité
nous a légués, il paraîtrait que les premières danses
furent organisées pour honorer les dieux. On dansait
dans les temples païens, comme on chante dans nos
églises, et tout semble confirmer que les danses sacrées sont les plus anciennes. — Les Indiens dansaient au lever du soleil, pour remercier le retour

de cet astre bienfaisant. — Les Mages et les Brahmes dansaient la PYROBATIE autour du feu sacré. — Les prêtres égyptiens dansaient les ASTRONOMIQUES dans les grandes cérémonies religieuses. — Moïse et sa sœur dansèrent sur le rivage de la mer Rouge, pour remercier Dieu de leur miraculeux passage. — David dansa devant l'Arche d'alliance. — Chez les Grecs et les Romains, les Orphystes, les Curètes, les Corybantes, les Égypans, les Baptes, les Bacchantes s'agitaient, se contorsionnaient en cadence, pour honorer les dieux, demi-dieux et déesses. Les Saliens, prêtres de Mars, commençaient leurs cérémonies religieuses par la danse des boucliers. — Les Druides formaient une ronde, à sauts graves et mesurés, autour du chêne qui portait le *gui*. — Enfin, chez tous les peuples de l'antiquité, la danse fut l'objet du culte principal. — Dans la primitive Église, on trouve la danse des *agapes*, instituée pour entretenir l'amour du prochain et la fraternité. — Le cardinal Ximenès rétablit dans la cathédrale de Tolède les danses qui, peu de temps avant, en avaient été proscrites, mais il les réserva pour les grandes fêtes. — Le R. P. Ménétrier attestait, en 1682, avoir vu, au jour de Pâques, dans plusieurs églises, les chanoines prendre les enfants de chœur par la main et danser avec eux en chantant l'*alleluia*. — Le Père Héliot dit, dans son *Histoire des Ordres monastiques :*
« Les chrétiens de l'un et de l'autre sexe qui avaient

18.

été dans le désert chercher un refuge contre la per-
sécution, se rassemblaient les dimanches et les fêtes,
et dansaient pieusement en chantant les prières du
jour. » En Espagne, en Portugal et dans presque
tous les pays catholiques, la danse faisait partie de la
liturgie. — A Limoges, il y a un siècle à peine, le
jour de la Saint-Martial, patron du Limousin, les
paysans et le clergé exécutaient ensemble des rondes
dans le chœur de la cathédrale, en chantant ce re-
frain :

> Saint Martial, priez pour nous,
> Et nous danserons pour vous.

Enfin, de tout temps et chez tous les peuples de
la terre, la danse fut un signe de joie, d'amour et de
pieuse reconnaissance.

De nos jours encore, les Brahmes et les Bayadères
dansent dans leurs pagodes, et les derviches tour-
neurs dans leurs mosquées. — On voit, par ce court
aperçu, que la danse sacrée offre les deux caractères
d'ancienneté et d'universalité.

Mais l'art de la danse ne se pratiqua pas seulement
comme cérémonie du culte. Aux temps de la civilisation grecque et romaine, la danse, considérée
comme partie essentielle de la gymnastique, embrassait trois arts distincts : — 1° la PANTOMIME ou
art de régler les mouvements du corps, depuis les

plus simples jusqu'aux plus composés, afin de rendre, sans le secours du langage, les sentiments et les passions, et d'imiter une succession d'actions, ou de représenter toutes sortes de sujets ; — 2º la CHÉÏRONOMIE ou art de coordonner les gestes et attitudes diverses des bras et des mains selon les lois de l'harmonie ; — 3º l'ORCHESTRIQUE, *saltatio* des Latins, ou art d'exécuter les poses, attitudes, pas et mouvements du corps, en cadence et selon les rhythmes musicaux.

SECTION PREMIÈRE

DE LA PANTOMIME.

Le nom de pantomime était donné à une espèce de comédiens qui imitaient tout et rendaient toutes sortes de sujets, au moyen des gestes et sans le secours de la parole. Chaque mouvement d'un pantomime exprimait une idée, chaque geste rendait une phrase, ce qui avait fait dire à un poëte latin : « Les membres et le corps du pantomime sont autant de langues à l'aide desquelles il parle sans ouvrir la bouche. » Comme les pantomimes employaient des gestes et attitudes de convention, il était nécessaire que le spectateur fût initié à ce langage pour en saisir toutes les nuances ; mais lorsqu'une fois il avait acquis l'intelligence de ce langage, les gestes qu'il connaissait lui faisaient deviner le sens des nouveaux gestes qu'inventaient les pantomimes.

Lucien nous apprend qu'il était fort difficile de trouver et de préparer un sujet pour faire un bon pantomime. Voici les conditions qu'on exigeait de lui : il fallait que son corps réunît, autant que possible, les proportions de la statue de Polyclète nommée NORMA OU RÈGLE; il fallait que tous ses membres eussent acquis une souplesse et une facilité de mouvements à toute épreuve, afin de rivaliser dans les attitudes et poses académiques avec les chefs-d'œuvre des Phydias, des Lysippe et autres grands maîtres. La connaissance de la poésie et de la musique lui était nécessaire, ainsi que la finesse de l'oreille, pour bien juger de la cadence et de l'harmonie. Il devait emprunter à la rhétorique les secrets de l'éloquence pour soulever ou calmer les passions; la philosophie et la géométrie ne devaient pas lui être étrangères. Le pantomime devait surtout être doué d'une mémoire heureuse, enrichie des principaux traits de l'histoire et de la mythologie, parce que c'était le plus ordinairement à ces deux sources qu'il puisait ses inspirations. En un mot, il devait rendre par le jeu de ses mouvements, de ses attitudes et par l'expression de ses regards, toutes les situations de l'âme et des sens. La perfection de son art consistait à imiter si fidèlement le sujet qu'il représentait, que les spectateurs prissent l'imitation pour la vérité.

Les Romains eurent pour les pantomimes une véritable passion ; aussi cet art fut-il porté, chez eux, à un haut degré de perfection. L'histoire nous a conservé les noms de plusieurs pantomimes fameux : Bathille, Pylade et Nylas, son élève, qui vivaient dans le siècle d'Auguste ; Caramalus et Phabaton, deux autres pantomimes célèbres qui donnaient leurs représentations au temps de Sidonius Apollinaire.

Le pantomime Pylade composa un dictionnaire de gestes divisé en quatre chapitres : le premier, intitulé l'ITALIQUE ou art des gestes propres au pantomime ; le deuxième, sous le titre d'EMMÉLIE, comprenait les gestes les plus propres au débit de la tragédie ; le troisième, nommé CORDAX, traitait des gestes les plus favorables au jeu de la comédie ; le quatrième chapitre, intitulé SIKINIS, était entièrement consacré aux gestes satyriques.

Macrobe rapporte qu'un jour Pylade, représentant Hercule furieux, fut sifflé par les spectateurs qui trouvèrent son jeu exagéré. Pylade, habitué aux applaudissements, ne put résister à la peine qu'il éprouvait, ôta son masque et s'écria :

— Fous que vous êtes, ne voyez-vous pas que je représente un plus grand fou que vous.

Apulée rend un compte exact d'une représentation du *Jugement de Pâris* donnée par des pantomimes. Junon, Minerve et Vénus gesticulèrent l'une après l'autre; un spectateur écrivit, d'après leurs gestes, le discours de chacune d'elles, comme si on le lui avait dicté verbalement.

Sénèque confesse son goût pour les pantomimes, et Lucien, après s'être déclaré leur partisan, atteste qu'ils arrachaient de bruyants éclats de rire ou des larmes aux spectateurs. Il raconte le fait très-curieux d'un philosophe qui traitait de puéril l'art des pantomimes et définissait leur dictionnaire de gestes un recueil de farces et de risibles contorsions. Ce philosophe, qui affectait la plus profonde indifférence pour la beauté, ayant été conduit sur un théâtre où des pantomimes de Néron représentaient les amours de Mars et Vénus, devint subitement amoureux et s'avoua converti.

Quintilien dit que pour être un orateur complet il faut avoir pris des leçons d'un pantomime et d'un comédien.

Plutarque, dans son traité de musique hypocritique, témoigne du goût que le peuple romain avait pour les pantomimes, et il ajoute qu'il les préférait aux autres comédiens.

A Rome, la passion du peuple pour les pantomimes fut portée au point d'occasionner souvent des désordres. Il se formait des partis pour l'école de Bathille et celle de Pylade; les partisans de Caramalus se disputaient avec ceux de Phabaton; cela donnait lieu aux factions du cirque et du théâtre, dont il est souvent parlé dans l'histoire romaine. Ces factions épousaient la défense ou la querelle des pantomimes, s'invectivaient, s'échauffaient les unes contre les autres, au point d'en venir aux mains. Pour mettre fin à ces perturbations de la tranquillité publique, les empereurs furent obligés, à divers reprises, de chasser les pantomimes de la capitale de l'empire; mais leur exil ne durait pas longtemps: car, d'un côté, le peuple ne pouvait se passer d'eux, et, de l'autre, les empereurs qui, selon les circonstances avaient besoin de la faveur du peuple, les rappelaient pour lui plaire.

L'historien Ammien Marcellin dit que le nombre des pantomimes et des danseurs s'élevait, à Rome, à trois mille, et celui des musiciens-chanteurs à un nombre équivalent. Zizime et Suidas, sans en déterminer le chiffre, disent qu'il était considérable.

De même que les célébrités musicales et dramatiques de cette époque, les danseurs et pantomimes qui excellèrent dans leur art acquirent des fortunes immenses; et si le comédien Roscius fut l'ami de Cicéron, le pantomime Pylade jouit de la faveur de César-Auguste.

Au nombre des drames et comédies que représentaient les pantomimes, on remarquait les suivants :

APOLLONIES ou représentation des aventures d'Apollon.				
PHŒBÉES	—	—	—	de Diane.
APHRODITES	—	—	—	de Vénus.
ADONIES	—	—	—	d'Adonis.
KYBÉLIES	—	—	—	de Cybèle.
SÉMÉLÉES	—	—	—	de Sémélé.
DACTYLIES	—	—	—	de Jupiter.
DIOSCURIES	—	—	—	de Castor et Pollux.
NYMPHÉES	—	—	—	des diverses nymphes.
KYCLOPIES	—	—	—	des cyclopes.
TITANIES	—	—	—	des titans.
HÉRACLIES	—	—	—	d'Hercule.
GÉRANIES	—	—	—	de Thésée.
DANAIES	—	—	—	de Danaé.
DAPHNIES	—	—	—	de Daphné.
NIOBÉIES	—	—	—	de Niobé.
LÉDAIES	—	—	—	de Léda.
GANYMÉDIES	—	—	—	de Ganymède.
PARISÉES	—	—	—	de Pâris.

Etc., etc., etc., etc.

Ainsi qu'on le voit, les danses-pantomimes représentaient des sujets mythologiques ou héroïques. Ce qu'il y avait d'admirable dans les acteurs-pantomimes, c'est qu'ils imitaient si parfaitement au moyen des gestes, que la narration et le discours le plus éloquent n'eussent pas rendu l'action avec autant d'expression et de vérité. Le fait suivant en est la preuve : un roi de Pont se trouvait dans un des théâtres de Rome, à la représentation donnée par un pantomime de Néron, et, quoique ne comprenant point les paroles que l'on chantait, ce roi saisit tout ce que les gestes du pantomime signifiaient. Prêt à partir pour ses États, le roi demanda à Néron de lui céder son pantomime.

— Mais, pour quel usage ? demanda l'empereur.

— Le voici : mes États sont entourés de peuples qui parlent différentes langues, souvent il m'est difficile de trouver de bons interprètes ; ce pantomime aplanira la difficulté et se fera comprendre de tout le monde.

SECTION II.

DE LA CHÉIRONOMIE.

La chéïronomie embrassait tous les gestes et mouvements harmonieux des bras et des mains ; elle comprenait aussi les diverses poses et attitudes des jambes et du torse. Cet art était fort ancien, puisqu'il en est parlé dans Hippocrate, et qu'au rapport de Jamblique il faisait un des principaux exercices des disciples de Pythagore.

La chéïronomie consistait, dans son origine, à exécuter avec les bras divers mouvements et gestes simulant un combat ; aussi se pratiquait-elle spécialement dans les danses militaires. Cet exercice ne pouvait se faire sans être accompagné de sauts et autres mouvements en harmonie avec ceux des bras, il en résultait une espèce de danse qui avait son rhythme et sa cadence. Juvénal, dans sa cinquième satire, fait mention de la chéironomie au sujet d'un maître d'hôtel qui gesticulait en servant à table, et coupait les viandes avec tant d'adresse que son couteau semblait se multiplier dans ses mains.

La chéironomie ne tarda point à entrer au théâtre, où elle fut perfectionnée par les pantomimes; bientôt elle passa dans la tribune et devint un puissant auxiliaire de l'art de l'orateur. Nous avons déjà parlé, au commencement de cet ouvrage, des règles concernant les gestes dans le discours; nous ajouterons qu'ils soutiennent le débit, renforcent l'éloquence et sont indispensables à l'orateur.

SECTION III.

DE L'ORCHESTRIQUE OU DANSE PROPREMENT DITE.

Les danses de l'antiquité, aussi nombreuses que variées, se divisaient en sacrées, militaires, théâtrales et danses destinées aux réjouissances publiques et privées. Ces quatre genres se subdivisaient en une foule d'autres danses qui portaient des noms particuliers indiquant leur caractère et leur but; comme, par exemple, les calliniques, les tétracomies, les saliennes, les bachiques, les pyrrhiques, les thyréatiques, les rustiques, les danses des naissances, des mariages, des funérailles, etc., etc., etc.

L'érudit Meursius, qui a fait une étude approfondie de la chorégraphie des anciens, porte le nombre des danses à cent quatre-vingt-neuf. Nous ne relèverons que les plus remarquables.

DANSES SACRÉES.

Ces danses s'exécutaient en l'honneur des dieux, demi-dieux et des héros qui avaient rendu service à l'humanité. Les principales étaient :

Les CORIBANTHIES, en l'honneur de Jupiter.
Les THALASSIENNES, — — de Neptune.
Les ÉRÉBIENNES, — — de Pluton.
Les HÉLIAQUES, — — d'Apollon.
Les APHRODITIES, — — de Vénus.
Les IAMBIQUES, — — de Mars.
Les KALABIES, — — de Diane.
Les DYONISIAQUES, — — de Bacchus.
Les CHÀRITES, — — des Grâces.
Les KALLINIQUES, — — d'Hercule.
Les KNOSSIES, — — de Thésée.

DANSES MILITAIRES.

Ces danses, nommées aussi pyrrhiques, de Pyrrhus, fils d'Achille, leur inventeur, se pratiquaient avec tout l'appareil du combat. Les danseurs étaient recouverts de leur armure et agitaient leurs javelots, froissaient leurs épées, poussaient des cris et faisaient diverses évolutions militaires. La pyrrhique entretenait parmi les guerriers la force, l'agilité, le courage, et servait, en quelque sorte, de leçon d'escrime.

Les principales danses militaires étaient :

La MÉMPHITIQUE, d'origine égyptienne ;

La KOLLUBRISTIQUE, particulière aux Thraces ;

La DIPODISMIQUE, danse armée des Spartiates ;

La THERMESTRIS, danse des   Athéniens ;

La XIPHISMIQUE,   —   Thébains ;

La POLÉMOKIE,   —   Argiens ;

La KERMOPHORIE,   —   Corynthiens ;

L'ÉPICRÉDIE,   —   Crétois.

La LIONNE, danse furieuse, comme l'indique son nom, et plusieurs autres qu'il serait trop long d'énumérer.

DANSES THÉÂTRALES.

Les danses de théâtre étaient la reproduction fidèle des grands événements historiques et des idées mythologiques ; exécutées par des danseurs exercés, elles peignaient une action remarquable, en développaient progressivement toutes les circonstances, de manière à arriver sans transition brusque au dénouement.

Les danses théâtrales comprenaient les danses

tragiques, les *comiques*, les *satyriques* et la *pantomime*, dont nous avons déjà parlé.

Le nom d'Emmélie, donné à la danse tragique, signifiait élégance, bienséance, dignité; or, cette danse, tout à fait sérieuse, représentait les vices châtiés et les vertus récompensées; elle exhortait l'homme fougueux à réfréner ses passions et le méchant à se repentir. On voit que la danse tragique devait être l'expression des beaux sentiments et se rapprochait peut-être du geste des orateurs.

Athénée et J. Pollux nous apprennent que ces danses recevaient des noms en rapport avec leurs figures. Ainsi l'on nommait :

Krinonies, les danses des chœurs.

Calathiskie, la danse des corbeilles.

Dispodimie, la danse des Lacons.

Parabènes, les danses à quatre.

Xilo-paralèpse, la danse des bâtons.

Pyladies, les danses inventées par Pylade, etc.

Les danses comiques désignées sous le nom de *cordace*, étaient, pour la plupart, des danses déshonnêtes et libidineuses; elles s'encadraient dans les comédies licencieuses, et il était rare de les voir danser à d'autres qu'à des gens échauffés par les vapeurs du vin. Théophraste, dans ses *Caractères*, met au nombre des actions d'un homme qui a perdu toute honte, celle de danser la *cordace* sans être ivre. Démosthène n'en donne pas une idée plus avantageuse, lorsque, dans ses *Olynthiennes*, il fait marcher de pair ces trois vices : la dissolution, l'ivrognerie et la *cordace*.

Parmi les danses comiques, on distinguait :

Les Créonies, où l'on imitait les cuisiniers.

Les Hypogypones, danses de vieillards appuyés sur un bâton.

Les Métamorphoses, imitant toutes sortes d'animaux.

Les Igdies, danses ridicules.

Les Nibastimies, où l'on imitait le saut des chèvres.

Les Alopécies, danses du renard.

Les Epiphallies, danses libertines.

Les Ekisies, ou farine renversée, etc.

Les danses satyriques, appelées *sikinnis*, se dansaient ordinairement après une tragédie, afin de modifier ou d'effacer, par leur gaieté, les tristes impressions nées des fureurs de la tragédie. Ces danses étaient exécutées par des acteurs travestis en satyres, en silènes, en ménades et autres personnages mythologiques du même genre.

Au nombre des danses satyriques figuraient :

Les Ganymédies, ou enlèvement de Ganymède.

Les Konisálies, danses déshonnêtes.

Les Satyriaques, imitant les actions des satyres.

Les Silénies, imitant les ivrognes.

Les Lamprotères, se dansant le corps entièrement nu.

Les Apokinies, danses licencieuses, etc.

Les danses publiques et privées, telles que celles des naissances, mariages, noces, festins, moissons, vendanges, fêtes des quatre saisons, offraient de nombreuses variétés et empruntaient le caractère des réjouissances qui les inspiraient. Parmi ces danses, on distinguait :

Les Kosmies, danses pastorales.

Les Horès, danses des saisons.

Les Anthémies, danses des fleurs.

Les Gynékies, danses secrètes.

Les Gymnopédies, particulières aux Spartiates; les enfants qui les exécutaient dansaient nus.

Les Bucoliasmies, danses des laboureurs.

Les Lythiersies, danses des moissonneurs.

Les Epilénies, danses des vendangeurs.

Les Bibasies, danses où les deux sexes, mêlés, se disputaient le prix à qui se frapperait plus vite le derrière avec le talon.

Les Ekatéries, danses avec mouvements multipliés des bras et des mains.

Les Kolies, danses des rues.

Les Hyménéennes, ou danses des mariages.

Les danses de la naissance et des funérailles, du départ et du retour, de la victoire et de la défaite, etc., etc.

Parmi les danses lascives, fort nombreuses chez les anciens, on distinguait :

Les CALISBIES, — les APHRODISIES, — les EPIPHAL-LIES, — les MAGODES, — les APOKINIES, — les RIK-NOUSTÉS, — les STROBILIES, — les SYBARITIKIES, etc., danses accompagnées de gestes et de postures déshonnêtes, très-fréquentes parmi le peuple et les courtisanes (1).

Mais, de ce que la danse dégénérée porte atteinte aux mœurs, il ne s'ensuit pas qu'on doive accuser son institution, car toutes les bonnes choses peuvent devenir mauvaises par l'abus. Nous devons, de même que les anciens, considérer l'art de la danse comme une institution créée, dans le principe, pour fortifier le corps, perfectionner ses mouvements et purger l'homme de ses instincts vicieux. Les hommes les plus graves de l'antiquité ne regardaient pas l'exercice de la danse comme au-dessous d'eux. Ainsi, nous voyons Socrate danser pour conserver la souplesse de ses muscles et prévenir l'obésité. — Charmides et Platon, disciples de Socrate, recommandent cet exercice comme très-favorable à la santé. — Simonide considérait la danse comme une poésie muette, et conseillait à la jeunesse de s'y livrer. — Lycurgue institua la *gymnopédie*, ou danse des en-

(1) Dans la deuxième édition de *Laïs de Corinthe*, le lecteur trouvera la description de toutes les danses grecques et des circonstances où elles s'exécutaient.

fants, pour fortifier leur corps, assurer leur marche et régulariser leurs mouvements ; il décréta que tous les enfants, depuis l'adolescence jusqu'à la puberté, s'exerceraient aux danses phrygiennes, et que, passé cet âge, tous les Spartiates exécuteraient journellement des danses militaires. Le philosophe Timocrate préconisait la danse comme un plaisir utile. Caton, le plus sévère des Romains, conduisit un chœur de danse, à l'âge de soixante ans. — César-Auguste aima beaucoup la danse et l'honora de sa protection. Plusieurs de ses successeurs comblèrent les danseurs de leurs bienfaits. Enfin, tous les philosophes et grands hommes de l'antiquité regardèrent la danse comme l'exercice le plus favorable à la santé et au développement du corps.

Ce fut surtout chez les Grecs anciens que la danse avait pris le caractère d'une passion dominante. On peut juger du haut degré de cette passion par ce trait de l'histoire ancienne : Au moment où Agamemnon vient annoncer à sa fille qu'il va l'immoler au salut des Grecs, Iphigénie lui répond : — Mon père, ne danserons-nous pas autour de l'autel avant le sacrifice ?

Socrate, Aristide, Épaminondas et Scipion l'Africain, ces grands hommes dont on ne saurait nier l'imposante gravité, non-seulement faisaient l'éloge de la danse, ils aimaient encore à se livrer à ce salutaire exercice.

19.

« Vous riez, disait Socrate à ses amis, parce que je m'exerce à danser comme les jeunes gens; vous me trouvez donc ridicule de vouloir faire un exercice aussi nécessaire à la santé qu'à l'agilité du corps? Ai-je tort de vouloir modérer, par cet exercice, l'embonpoint qui afflige l'âge mûr? Vous ne savez donc pas que Charmides, qui m'écoute, m'a surpris, depuis peu, dansant chez moi? » — « Cela est vrai, répliqua Charmides, et j'en fus tellement étonné, que je craignis qu'un accès de folie ne se fût emparé du divin Socrate; mais, lorsque j'eus entendu ce qu'il vient de dire sur la danse, je n'eus rien de plus pressé, en rentrant au logis, que d'essayer de l'imiter. Depuis ce temps je danse, et mon corps s'en trouve bien. »

Cette passion de leurs ancêtres pour la danse ne s'est pas éteinte chez les Grecs modernes; quoique leur religion ne leur permette plus les nombreuses danses du paganisme, ils en ont cependant conservé plusieurs où les noms des déesses et dieux païens subsistent. Ainsi, au mois d'avril, le jeunesse des deux sexes parcourt les prairies, cueille les fleurs printanières pour s'en parer de la tête aux pieds, et danse en chantant une hymne à Chloris (Flore). Les danses de l'été s'exécutent en chantant une hymne où figurent les noms de Cérès et de Maïa; les danses de l'automne ou des vendanges retentissent du nom de Dionysius (Bacchus). La pyrrhique, dont nous parlerons plus bas, et plusieurs autres danses anciennes, sont encore dansées par les Grecs modernes.

Les danses varient selon les temps et les peuples; les danses de l'antiquité n'étaient plus celles du moyen âge; les danses du moyen âge ne ressemblaient nullement à celles du siècle passé, et ces dernières ne sont point celles d'aujourd'hui.

Tous les peuples de la terre ont leurs danses nationales, en rapport avec les mœurs et le climat. — Sous les cieux ardents les danses sont amoureuses, passionnées; sous un ciel tempéré, quoique la danse ait l'amour pour objet, les mouvements sont plus modérés, plus modestes. — Dans les contrées froides et plongées dans la barbarie, les danses sont graves, belliqueuses et représentent toujours quelques scènes de chasse ou de guerre.

Chaque peuple possède, en outre, une danse favorite; ainsi les Espagnols dansent de prédilection le BOLÉRO, la CACHUCHA et le FANDANGO; les Portugais la ZINGUÉDILLAS; — les Napolitains la TARENTELLA; — les Toscans la FRASCONE; — les Allemands la VALSE; — les Russes la MAZURKA; — les Polonais la POLKA;—les Turcs la FETFA; — les Grecs la ROMAIKA; — les Brésiliens la CHICA; — les Nègres la CALENDA, etc., etc. — Les Anglais ont encore la GIGUE; — les Français avaient autrefois le MENUET; mais leur inconstance leur fait adopter aujourd'hui telle danse, demain telle autre, pourvu qu'elle soit de mode. Le galop et la polka ont eu un moment de fureur et ont fait oublier l'ennuyeuse et classique contredanse. — Les Albanais dansent L'ARNAUTE, espèce de danse militaire qui a beaucoup d'analogie avec l'ancienne *pyrrhique*. Pendant notre séjour en Morée, lors de l'insurrection grecque, nous avons été témoin oculaire de cette danse, parfaitement exécutée par des Rouméliotes, et nous cédons au plaisir d'en donner une courte description :

C'était sur un plateau des monts Taygètes; cinquante guerriers, armés de pied en cap, s'avancèrent sur la même ligne, poussèrent des cris aigus, dégaînèrent leurs sabres, les agitèrent sur leurs têtes et, opposés deux à deux, les frappèrent en cadence : puis, après s'être dédoublés, ils déchargèrent en l'air leurs longs pistolets et disparurent derrière un rocher. Au bout de quelques minutes, ils revinrent avec un étendard portant l'effigie de Pallas : groupés autour ils crièrent : *vive à jamais la Grèce libre !* Ensuite, ils se rangèrent sur quatre lignes; le porte-étendard prit le centre et resta immobile, enseigne déployée. Ces lignes divergeant du centre comme les rayons d'une roue, laissaient entre elles des aires égales. Les guerriers tournèrent ainsi pendant quelques minutes avec ordre et cadence; chaque fois que le dernier de chaque ligne passait devant nous, il tirait un coup de pis-

tolet. Bientôt les quatre lignes n'en formèrent plus
que deux, puis se fondirent en une, qui marcha
droit devant elle au son des trompettes en répétant :
vive la Grèce libre !

Alors vingt-cinq guerriers, attendant le signal, à
distance, s'élancèrent au pas de course et vinrent
fièrement se poster devant leur chef, une main sur
le cœur et l'autre étendue vers lui, comme s'ils allaient prêter un serment.

Au même instant vingt-cinq jeunes filles, la tête
couronnée de fleurs, parurent du côté opposé, et, arrivées en face des guerriers, s'inclinèrent humble-
ment.

La première de la file détacha le mouchoir qui retenait ses cheveux, le prit par un bout et donna
l'autre bout à tenir au guerrier placé devant elle ;
les autres jeunes filles suivirent son exemple, et la
danse commença entremêlée de poses amoureuses
et guerrières. Mais, vingt-cinq autres guerriers, armés jusqu'aux dents, sortirent tout à coup d'un
massif d'arbres et se précipitèrent sur les danseuses
en poussant un hourra épouvantable. Soudain les
glaives furent dégaînés, les femmes s'enfuirent, une
lutte terrible s'engagea !.... Les lames se froissaient, étincelaient ; l'explosion des armes à feu rou-
lait d'un bout à l'autre de la ligne. Les gémisse-
ments simulés des blessés, les lamentations de
quelques femmes arrivées pour leur porter secours

et les cris sauvages des vainqueurs donnaient à ce combat une effrayante expression de vérité.

La victoire resta aux agresseurs, qui commençaient à dépouiller les vaincus, lorsque les jeunes filles reparurent, les cheveux épars, les seins demi-nus, l'œil humide, suppliant, et vinrent se jeter aux pieds des vainqueurs. Alors elles détachèrent leurs parures, leurs bijoux et les offrirent pour la rançon des prisonniers. Cette rançon ayant été acceptée, on brisa leurs liens et on leur rendit leurs armes.

Il fallait voir quels vifs transports, quelle confusion de cris de joie succédèrent au sombre murmure du combat ! Les jeunes filles se jetaient au cou de leurs amants, souriaient et pleuraient à la fois ; ceux-ci les soulevaient dans leurs bras, comme des enfants, les serraient contre leurs larges poitrines et les embrassaient à pleines joues. C'était, pour le spectateur un plaisir, une ivresse à désirer vivement être de la partie.

La danse se termina par une ronde générale avec force cris, force coups de pistolet, puis chacun se retira.

Pendant plus d'une heure que dura cette danse symbolique, je restai plongé dans un muet ravissement. Ces vestes chamarrées d'or qui rappelaient la pourpre de Tyr, ces ceintures éblouissantes d'armes ciselées ; ces mâles et belles figures d'hommes, ces charmantes jeunes filles en costume oriental; enfin, ce beau ciel de la Grèce, tout me plongeait dans un muet enchantement, et il me semblait assister à une de ces fêtes splendides des temps homériques.

Toujours la danse fut un plaisir, une passion pour le peuple français, l'athénien de la civilisation moderne. C'est en vain que des esprits envieux ou malades tonnent contre la danse et essayent de la proscrire, le moindre coup d'archet frappant l'oreille fait oublier la défense et l'on recommence à danser. Cela nous conduit à citer ces belles et touchantes paroles de l'illustre Fénelon à un curé de village qui se vantait d'avoir aboli la danse dans sa paroisse : « Ne dansons pas monsieur le curé, puisque nous n'aimons pas la danse, mais permettons à ces braves gens de danser. Pourquoi les empêcher d'oublier un moment leurs peines et de se croire heureux ? »

Aujourd'hui la danse, chez les peuples civilisés, est un agrément devenu indispensable dans la bonne société. Il n'est pas une soirée où l'on ne danse ; pas une jeune personne si timide qu'elle soit qui ne désire se mêler aux danseurs ; car la danse est une des passions de la jeunesse. Cet agréable exercice n'est pas, sous le rapport physique, aussi futile qu'on pourrait le penser ; il développe l'élégance des formes et donne de la grâce aux moindres mouvements. Une jolie danseuse est toujours entourée d'admirateurs et bien souvent d'adorateurs. Quelle joie pour une jeune personne de saisir en passant ces mots louangeurs : comme elle danse bien ; qu'elle est gracieuse et légère ! Combien il est triste, au contraire, de s'entendre accuser de gaucherie, d'air embarrassé !

La leçon de danse prise chaque jour, est un excellent moyen pour corriger les attitudes vicieuses que fait contracter l'étude de certains arts, partie obligée de l'éducation, tels que le dessin, le piano, la tapisserie, la broderie, etc..... Les jeunes personnes passent une partie de la journée dans une attitude assise, la tête inclinée, le cou et l'épaule penchés, les jambes croisées, les pieds en dedans, etc..... La danse est un excellent correctif de ces positions vicieuses.

La danse, pratiquée modérément et à des heures prescrites par l'hygiène, est une gymnastique aussi salutaire qu'agréable ; elle favorise les fonctions circulatoires et digestives ; elle rend le corps plus souple et plus agile ; elle donne, ainsi que nous l'avons dit, de l'aisance, de la facilité à la marche et de la grâce au maintien ; elle a, en outre, l'avantage d'assurer aux différentes poses du corps un parfait équilibre.

L'influence que la danse exerce sur le physique et sur le moral l'a fait employer par les médecins contre plusieurs maladies, telles que la mélancolie, l'hypochondrie, la chlorose, les scrofules, l'aménor-

rhée, les engorgements abdominaux , etc. , etc·
Beaucoup d'affections nerveuses ont été guéries
par elle ; mais, nous le répétons, il faut que l'hygiène en règle non-seulement les heures et la durée,
mais encore qu'elle désigne l'espèce de danse favorable ou nuisible à tel tempérament, à telle idiosyn-
crasie.

Un très-grand nombre de philosophes et de médecins ont préconisé la danse comme un excellent
moyen pour développer le corps ; cependant ce charmant exercice, qui procure de si délicieuses distractions, ce bel art pour lequel se passionne la jeunesse, a aussi son revers de médaille, le voici :

Les danses trop longtemps soutenues et qui exigent une grande dépense de forces musculaires, et,
par conséquent, beaucoup de fatigue, sont nuisibles à
la santé, à moins d'y avoir été habitué dès l'enfance,
comme les danseurs de profession. — Les valses, les
allemandes et toutes les danses qui exigent des mouvements giratoires continus, sont d'autant plus dangereuses qu'elles ont une durée plus longue, et d'autant plus perfides qu'elles s'offrent plus séduisantes
à la jeunesse, par le contact intime qu'elles permet
tent. Quel bonheur, en effet, de presser la main de
celui ou de celle qu'on aime, de se mirer dans ses
yeux, de sentir sur son sein les palpitations d'un
cœur agité, de respirer sa brûlante haleine, de pouvoir lui exprimer par d'éloquents regards les vives

émotions de l'amour !... — A tant de voluptés, qui résisterait !... La danse se prolonge ; on voudrait qu'elle pût durer toujours, et lorsqu'elle cesse, on demande aussitôt à recommencer. Alors, il arrive à beaucoup de jeunes personnes d'être malades ; celles qui ont la poitrine faible ou une prédisposition aux maladies du cœur éprouvent à la suite de ces danses fatigantes, ou des syncopes ou des dilatations du cœur et des gros vaisseaux, quelquefois des crachements de sang, des vertiges, des étouffements, des apoplexies !... Dans les annales nécrologiques sont enregistrés plusieurs cas de mort subite pendant ou après la valse, ce qui montre combien est dangereux pour certaines personnes, ce genre de danse, et combien on doit en user sobrement.

La danse considérée comme art, les danses de caractère et d'ensemble, n'existent réellement en France que sur la scène, et c'est particulièrement à l'Opéra, théâtre unique dans le monde, que les élèves de Terpsichore se montrent dans tout leur éclat ; c'est là qu'aux prestiges de la musique, des décors et des costumes, se joint l'art perfectionné du geste. La danse des ballets est une succession rapide de poses gracieuses, de mouvements de jambes et d'attitudes séduisantes, de pirouettes et de sauts dont la légèreté nous étonne. Depuis longtemps ce qu'on appelle tours de force, en fait de danse, a été banni du ballet ; ces bonds démesurés, ces mouvements giratoires multipliés, qui font ressembler le danseur à une toupie, sont d'un triste effet comme art; la station sur les *pointes* est d'un plus mauvais goût encore; elle donne au corps une raideur des plus disgracieuses. Tandis que, au contraire, les attitudes agréables, les voluptueux balancements de corps, les poses ravissantes d'équilibre et de légèreté, les mouvements cadencés des bras et des jambes; enfin, les mille inflexions harmonieuses du corps entier, charment les yeux et plongent le spectateur dans un muet enchantement :

> On donne le signal, le décor est changé,
> Et soudain vingt beautés, aussi fraîches que Flore,
> Viennent se défier aux jeux de Terpsichore.
> Oh ! que leur taille est souple et leur port dégagé ;
> Dans tous leurs mouvements que l'art est ménagé !
> De leurs flexibles corps la pose académique
> Exprime le désir, l'amour, la volupté :
> Leurs pieds touchent à peine au parquet élastique,
> Et leurs bras enlacés, de la phrase rhythmique,
> Suivent la désinence avec docilité.

Parmi les illustrations chorégraphiques, nous ne citerons que nos célébrités contemporaines : les Saint-Léon, Perrot, danseurs du premier mérite; les Taglioni, Fanny Essler, Céritto, Carlotta Grisi, Rosati, Ferraris, Plunkett, Dumilâtre, etc.

Mais, il le faut dire, la danse théâtrale exige un

rude apprentissage et nuit au développement de certaines qualités physiques et morales. Les violents exercices du cirque, qui faisaient ruisseler la sueur du corps des athlètes, ne sont point comparables aux fatigues, aux tortures de la danseuse. La gymnastique terpsichorienne est, de l'avis des connaisseurs, un long supplice. En effet, dès l'âge le plus tendre, il faut préparer le corps à conserver des directions contre nature : les pieds doivent être déviés en dehors de manière à ce que les deux talons se touchent par leur face postérieure ; les affreux battements élèvent la jambe au niveau de la tête et menacent la cuisse d'une dislocation ; les pliés doivent s'exécuter hardiment, au risque de rompre les tendons du jarret ; l'horrible et dégoûtante station sur la pointe du gros orteil, qui déforme et rend carré le pied de la danseuse ; les sauts, les pirouettes, les renversements du tronc sur le bassin, sa raide immobilité, pendant que les jambes sont soumises à de violents efforts ; les bonds, les écarts, etc., tout cela doit s'exécuter durant des journées, des mois, des années entières, pour que l'élève arrive à quelque chose. Et, lorsqu'il est parvenu à un certain degré de perfection, loin de pouvoir prendre un peu de repos, il faut, au contraire, qu'il se livre plus activement à l'étude. Chaque jour de représentation, la danseuse doit s'exercer au moins pendant trois heures, avant de paraître sur le théâtre ; après

les fatigues, les efforts et les sueurs que lui ont coû-
tés cette répétition, il faut qu'elle paraisse sur la
scène aussi fraîche, aussi légère que si elle sortait
d'un lit de repos! N'est-ce pas un bien dur métier
que celui de danseuse!...

Quel est le résultat physique et moral de cet inces-
sant exercice, dont la violence est disproportionnée
à la constitution d'un sexe délicat? Le physiologiste
répond que le système musculaire des jambes et du
bassin, sans cesse stimulé, s'hypertrophie, c'est-à-
dire devient le siége d'une nutrition excessive, qui
se manifeste par un développement quelquefois
monstrueux de ces parties; la vitalité du cerveau diminue au profit des jambes, et l'intelligence s'obs-
curcit; de là le proverbe : *pauvre d'esprit comme un
danseur*, auquel nous enlevons un terme injurieux.

Assez sur la danse théâtrale, et terminons ce chapitre en concluant que la danse de salon, modifiée,
fait partie de la gymnastique hygiénique; elle pré-
vient ou redresse les défauts, corrige les attitudes
vicieuses, régularise la marche, assouplit les mouvements et donne de l'assurance, de la grâce au maintien. La danse convient beaucoup à la jeunesse, qui
a besoin d'agir, et particulièrement aux femmes de
constitution lymphatique et aux personnes qui ont
besoin d'un exercice actif pour rompre le trop long
repos d'une vie sédentaire. Enfin, la danse fait partie de l'embellissement du corps; sur les formes

qu'elle développe elle fait naître les grâces, et les grâces, on le sait, ont quelque chose de si attrayant, qu'un poëte a dit avec vérité :

> Sur la beauté vous l'emportez encore,
> Divines sœurs, ô Grâces que j'adore !
> La beauté frappe et vous attendrissez
> On l'aime un jour, jamais vous ne lassez.

FIN.

TABLE DES MATIÈRES

CHAPITRE Ier.

CHAPITRE II.

CHAPITRE III.

CHAPITRE IV.

CHAPITRE V.

CHAPITRE VI.

MUSIQUE VOCALE. — Art du chant. — Généralités sur l'étude

CHAPITRE VII.

CHAPITRE VIII.

CHAPITRE IX.

CHAPITRE X.

CHAPITRE XI.

CHAPITRE XII.

CHAPITRE XIII.

CHAPITRE XIV.

CHAPITRE XV.

CHAPITRE XVI.

CHAPITRE XVII.

CHAPITRE XVIII.

CHAPITRE XIX.

CHAPITRE XX.

CHAPITRE XXI.

CHAPITRE XXII.

DEUXIÈME PARTIE.

CHAPITRE XXIII.

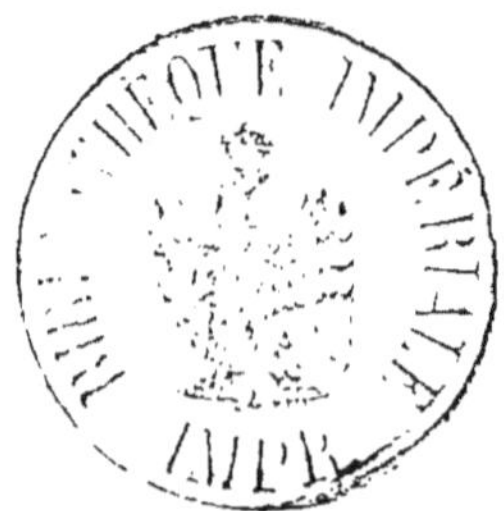

FIN DE LA TABLE DES MATIÈRES.

BIBLIOTHEQUL NATIONALE DE FRANCE
3 7531 04114099 8